〈写给老百姓的中医养生书系〉

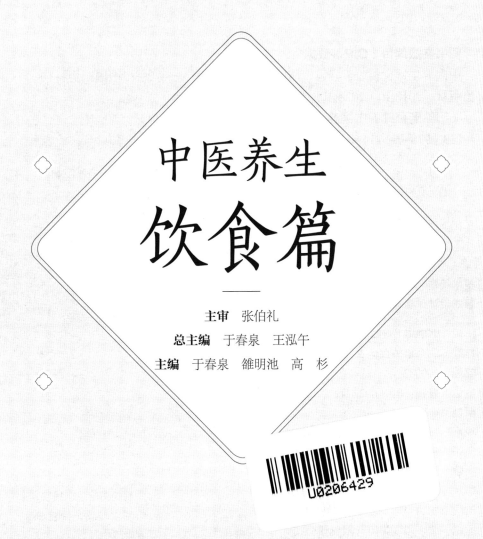

中医养生
饮食篇

主审　张伯礼

总主编　于春泉　王泓午

主编　于春泉　雒明池　高　杉

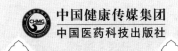

中国健康传媒集团

中国医药科技出版社

内容提要

这是一本讲述采用中医食疗法进行养生治病的书。全书分为上下两篇，上篇介绍中医饮食养生与治疗概论、饮食养生禁忌以及二十四节气食物分类。下篇介绍常用食材、药膳在各科疾病治疗中的应用。本书适合中医养生爱好者、临床工作者参考阅读。

图书在版编目（CIP）数据

中医养生饮食篇 / 于春泉，雒明池，高杉主编 . — 北京：中国医药科技出版社，2018.10（2024.9重印）

（写给老百姓的中医养生书系）

ISBN 978-7-5214-0327-5

Ⅰ . ①中… Ⅱ . ①于… ②雒… ③高… Ⅲ . ①食物养生－普及读物 Ⅳ . ① R247.1-49

中国版本图书馆 CIP 数据核字（2018）第 114228 号

美术编辑 陈君杞

版式设计 锋尚设计

出版 中国健康传媒集团 ｜ 中国医药科技出版社

地址 北京市海淀区文慧园北路甲 22 号

邮编 100082

电话 发行：010-62227427 邮购：010-62236938

网址 www.cmstp.com

规格 710×1000mm $^1/_{16}$

印张 15

字数 255 千字

版次 2018 年 10 月第 1 版

印次 2024 年 9 月第 7 次印刷

印刷 北京印刷集团有限责任公司

经销 全国各地新华书店

书号 ISBN 978-7-5214-0327-5

定价 46.00 元

获取新书信息、投稿、为图书纠错，请扫码联系我们。

丛书编委会

主　审

张伯礼

总主编

于春泉　王泓午

副总主编
（按姓氏笔画排序）

王洪武　李　琳　李先涛　范志霞　周志焕　徐一兰
高　杉　雒明池

编　委
（按姓氏笔画排序）

于春泉　马　英　王　邈　王汕珊　王泓午　王洪武
刘宏艳　李　琳　李先涛　李晓康　宋瑞雯　张大伟
张丽萍　张震之　范志霞　周志焕　单静怡　郝　彧
徐一兰　高　杉　高树明　黄海超　曾丽蓉　雒明池
滕晓东

本书编委会

········ ❧ ········

主 审

张伯礼

主 编

于春泉　雒明池　高　杉

副主编

黄海超　郝　或　马　英

编 委

（按姓氏笔画排序）

于春泉　马　英　庄淑涵　许慧愚　李　琳　李洪利

李雪梅　杨　帅　宋彦奇　张志国　郝　或　宫尚群

秦　霞　徐一兰　高　杉　高树明　黄海超　梁　如

雒明池

王 序

健康长寿是人们追求的永恒目标，中医药学在科学养生、维护健康、防治疾病中发挥了重要作用。养生作为中医学的重要组成部分，其历史源远流长，为中华民族的健康长寿、繁衍生息做出了卓越的贡献。

2016年8月习近平总书记在全国卫生与健康大会上发表重要讲话，并提出："努力全方位、全周期保障人民健康"；"要倡导健康文明的生活方式，树立大卫生、大健康的观念，把以治病为中心转变为以人民健康为中心，建立健全健康教育体系，提升全民健康素养，推动全民健身和全民健康深度融合"。

2016年10月国务院发布《"健康中国2030"规划纲要》（简称《纲要》），指出"共建共享、全民健康"，是建设健康中国的战略主题。要以人民健康为中心，预防为主，中西医并重，针对生活行为方式、生产生活环境，推动人人参与、人人尽力、人人享有，落实预防为主，推行健康生活方式，减少疾病发生，强化早诊断、早治疗、早康复，实现全民健康。

在《纲要》中专门指出要充分发挥中医药独特优势，发展中医养生保健治未病服务，实施中医治未病健康工程，将中医药优势与健康管理结合，探索融合健康文化、健康管理、健康保险为一体的中医健康保障模式。其中就提出鼓励中医医疗机构、中医医师为中医养生保健机构提供保健咨询和调理等技术支持。开展"中医中药中国行"活动，大力传播中医药知识和易于掌握的养生保健技术方法，加强中医药非物质文化遗产的保护和继承运用，实现中医药健康养生文化创造性转化、创新性发展。

当今健康养生研究方兴未艾，诸说杂陈，良莠不齐，是非难辨。就人民大众而言，如何根据自身特点，选择适宜的养生方法，需要中医学者勤求古训，博采众长，留心医药，精研方术，对养生理论考镜源流，对养生方法辨章学术，正本清源，进行基于科学分析的优选，引导人们提高健康素养，形成自主自律、顺应自然、符合自身特点的健康生活方式，引导健康行为、健康技术的进步。

于春泉研究员、王泓午教授综百家之言，有高尚之志，领导的团队长期从事中医养生保健的理论、实践研究。从"十一五"期间就参与中医亚健康研究、中医健康标准研究，参与了国家"973计划"，形成了中医健康辨识理论体系，并整理、总结了历代中医健康养生理论。2014年出版专著《中国健康养生论通考》。在这个过程中对中医养生的方法如食疗、膏方、药浴、情志、运动等进行了深入研究，目标设定在学术传播与推广应用嘉惠医林。在此期间参与多家电台、电视台的系列中医养生讲座并发表健康养生有力度、有价值的科普类文章。

在前期工作基础上，编写团队遵照厚今薄古、继承创新的原则，编写了这套《写给老百姓的中医养生书系》丛书，《中医养生保健》《中医养生饮食篇》《中医养生膏方篇》《中医养生药浴篇》《中医养生情志篇》《中医养生运动篇》。在《中医养生保健》一书中将中医养生保健的文化源流、中医养生保健的方法临床应用进行了全面系统的讲解。在饮食、膏方、药浴、情志、运动分册中分别对食疗、膏方、药浴、情志、运动的中医定义、文化源流、特色与基本原则等进行详细论述，并广收博采、择其精要地介绍了饮食、膏方、药浴、情志、运动等在各科常见疾病的应用。

本套丛书的编写必将对提高人们的养生保健意识，掌握中医基本的养生方法，促进学科学术与健康产业的发展，造福民众做出新贡献。在书成付梓之际，读之有目识心融，牖其明而启其秘之快哉！爰不辞而为之序。

中央文史研究馆馆员

中国工程院院士　　王永炎

中国中医科学院名誉院长

2018年9月

张 序

健康长寿是人类的基本诉求。中医学历来注重养生保健，源远流长，融汇了儒、释、道、医各家之主张，本身已构成中国传统文化的一部分。李约瑟博士指出：养生保健文化是中国人独有的。"天人合一""法于阴阳，和于术数"等理念和丰富多样的养生保健方法为中华民族的繁衍生息做出了卓越贡献。

没有全民健康，就没有全面小康。随着人均寿命的延长，老龄化社会的到来，人们对健康服务需求越来越旺盛，迫切需要充分发挥中医学养生保健、治未病的优势。世界卫生组织在报告中指出："医学目的应是发现和发展人的自我健康能力。"医学目的从防病治病转向维护健康，更加契合中医药的特色优势。可以说，中医学虽然古老，但其理念却不落后。中医治未病，符合先进医学发展的理念和方向，也得到了国际社会的广泛认可。

2016年召开的全国卫生与健康大会上，习近平总书记提出："要着力推动中医药振兴发展，坚持中西医并重，推动中医药和西医药相互补充、协调发展，努力实现中医药健康养生文化的创造性转化、创新性发展。"习总书记对中医药发展提出了一系列新思想、新论断和新要求，为我们"继承好、发展好、利用好"中医药伟大宝库指明了方向。

中医药强调整体把握健康状态，注重个体化，突出治未病，干预方式灵活，养生保健作用突出，是我国独具特色的健康服务资源。我常讲：中医养生学是当今世界上最积极、最普惠的预防医学基础。健康中国，人人有责，每个人都要关注自己的健康，做自己健康的第一负责人，关键是养成健康的生活方式和健康的素养。

中医养生保健理念和方法丰富多彩，但还需要加以挖掘，转化提高，推广应用，走进生活。目前养生节目和文章多之又多，但进行系统整理研究者尚少。作为曾主持和参与国家"973计划"课题专业人员，于春泉研究员、王泓午教授重视从传统养生学中汲取精华，曾撰写《中国健康养生论通考》等书，并通过媒体向大众讲授。

而今，于春泉研究员、王泓午教授领导的团队几经春秋，精心编写了《写给老百姓的中医养生书系》丛书，包括《中医养生保健》《中医养生饮食篇》《中医养生膏方篇》《中医养生药浴篇》《中医养生情志篇》《中医养生运动篇》。在《中医养生保健》总论中将中医养生保健的文化源流、中医养生保健的方法临床应用进行了全面系统的讲解。《中医养生膏方篇》突出中医膏方养生与四时、体质以及亚健康的密切关系，有助于有针对性地选择膏方进行调理，预防疾病。《中医养生药浴篇》梳理了中医药浴的历史源流，突出中医药浴养生与体质、二十四节气的密切关系，为药浴养生、调治亚健康状态提供参考。《中医养生饮食篇》突出药食同源、药补不如食补的理念，提倡吃出健康。《中医养生运动篇》突出中医养生运动的独到之处，又有机地融入其他养生运动防病的方法，指导通过运动来强身壮体、协调阴阳，达到防病、治病、保健的作用。《中医养生情志篇》在中医学心身一体的整体观指导下，对中医情志养生进行了从古至今系统详实的介绍，让中医情志养生更有理论性和实践性。本套丛书的编写将对提高人们的养生保健意识，传播中医养生基本方法，促进学术进步和健康产业的发展，造福民众发挥重要作用，兼具学术性和实用性。

书将付梓，作者邀序，欣然接受。养生保健服务健康，利国利民，乐观其成，也是为"健康中国"建设贡献的"薄礼"吧。习读之，践行之，获益之！谨望人人健康长寿！

中国工程院院士
中国中医科学院院长
天津中医药大学校长

戊戌年初夏于泊静湖畔

前　言

　　国家中医药管理局、科技部于 2018 年 8 月印发的《关于加强中医药健康服务科技创新的指导意见》中指出，到 2030 年，建立以预防保健、医疗、康复的全生命周期健康服务链为核心的中医药健康服务科技创新体系。要以中医药学为主体，融合现代医学及其他学科的技术方法，不断完善中医药健康服务理论知识，发展中医药健康服务技术与方法，丰富中医药健康服务产品，创新中医药健康服务模式。本套丛书系统总结了中医养生保健、防病治病等理论技术与方法，包括《中医养生保健》《中医养生饮食篇》《中医养生膏方篇》《中医养生药浴篇》《中医养生情志篇》《中医养生运动篇》六册。本套丛书遵循中医生命观、健康观、疾病观和预防治疗观，将中医药特色优势与健康管理、精准医学相结合，进行中医健康状态辨识与干预，充分发挥中医药在疾病防治领域的优势特色，提升了中医治未病的服务能力。

　　中医饮食养生是在中医理论的指导下，根据食物的性能、性味、归经及其功能作用，合理调配膳食，从而起到保健强身、防老抗衰作用的一门学科。中医饮食治疗学是中医学中重要的组成部分，它可以使我们了解到食物的性能及其对身体的作用，从而在日常生活中有效指导人们的饮食调养与保健强身。

　　《汉书·郦食其传》云："民以食为天。"告诉我们，饮食是人类生存必不可少的条件，是维持机体正常生长发育，保证各项生命活动不可缺少的条件。中医饮食养生，简称"食养"。食养最早见于《素问·五常政大论》中"谷肉果菜，食养尽之"。合理的饮食及均衡的营养是维持人体健康的前提。在日常生活中，人们可以通过适当的摄入食物来补益精气，纠正脏腑阴阳功能失调，从而实现健康长寿。

　　本书分为上篇、下篇两个部分，其中上篇属总论，包括中医饮食治疗学的

1

概念、分类、文化源流、特色与基本原则、二十四节气与中医食疗和分类以及饮食的禁忌等共三章内容。下篇为各论，按照常见疾病分类介绍饮食治疗各科疾病的情况，包括呼吸系统疾病、消化系统疾病、循环系统疾病、血液系统疾病、泌尿生殖系统疾病、内分泌系统疾病、神经系统与精神疾病、妇科常见病、皮肤科常见病、其他各科常见病共十章内容。

本书特点：

1. 上篇突出中医饮食养生与二十四节气的密切关系，强调"药食同源，药补不如食补"的理念，指导大家治未病，吃出健康。

2. 下篇每一章节均从各常见疾病的一般表现（包括概况、发病原因、临床表现）、中医辨证论治、饮食原则、推荐食材、推荐药膳五个方面详细介绍，为读者运用中医食疗方法治病防病提供了参考。

3. 本书为面向大众的专业性科普类书籍，也非常适合作为中医爱好者的入门读物。

本书能够顺利出版，非常感谢石家庄以岭药业股份有限公司和河北以岭医院的大力支持！

编者

2018 年 9 月

目　录

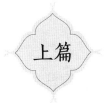上篇　认识中医饮食治疗学

第一章　中医饮食养生与治疗概论

第二章　饮食养生禁忌

第三章　二十四节气食物分类

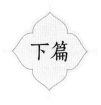

下篇　中医饮食治疗各科疾病

第四章　呼吸系统疾病

第五章　消化系统疾病

第六章 循环系统疾病

第七章　泌尿生殖系统疾病

第八章　内分泌系统疾病

第九章 神经系统与精神疾病

第十章 妇科常见病

第十一章 皮肤科常见病

第十二章 其他各科常见病

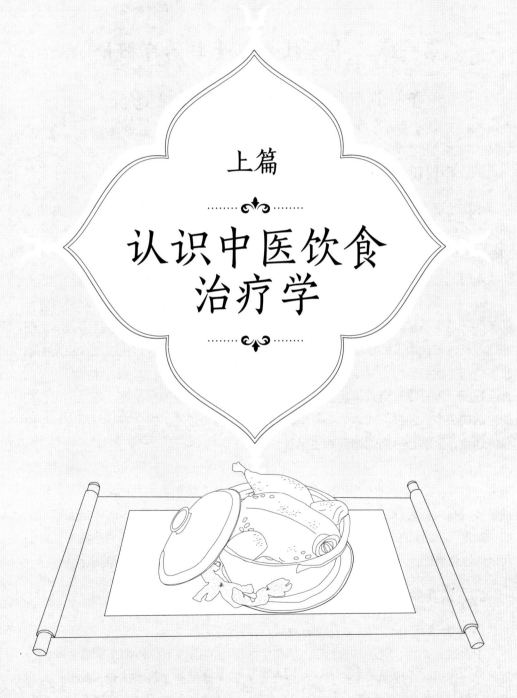

上篇

认识中医饮食
治疗学

第一章　中医饮食养生与治疗概论

第一节　中医饮食养生与治疗的概念、分类与文化源流

一、中医饮食养生与治疗的概念

中医饮食养生是在中医理论的指导下，根据食物的性能、性味、归经及其功能作用，合理地调配膳食，从而起到保健强身、防老抗衰作用的一门学科。中医饮食治疗学是中医饮食养生的重要组成部分，它可以使我们了解到食物的性能及其对身体的作用，从而在日常生活中能够有效地发挥指导人们饮食调养与保健强身的作用。

《汉书·郦食其传》云："民以食为天。"告诉我们，饮食是人类生存必不可少的条件，是维持机体正常生长发育，保证各项生命活动不可缺少的条件。人类文明源远流长，古代的人们早就认识到了饮食对于生命的重要性，古代医家在长期的临床实践与生活经验中，总结出了不同食物对身体的不同作用。即当人体虚弱的时候适合吃哪一种食物，当人体功能亢进的时候又适合吃哪一种食物等。所以，在长期的生活实践中，通过不断地收集整理，逐渐形成了一套关于饮食方法与养生治疗的独特理论，这就是早期的饮食养生学科。

中医饮食养生，简称"食养"。食养最早见于《素问·五常政大论》中"谷肉果菜，食养尽之"。饮食的作用，不仅仅体现在维持人体正常生命活动方面，更重要的是体现在人们可以通过饮食来达到防治疾病、延年益寿的目的，这就是大家常说的"养生"。合理的饮食及均衡的营养是维持人体健康的前提。在日常生活中，人们可以通过适当的摄入食物来补益精气，纠正脏腑阴阳失调，从而实现健康长寿。

二、饮食养生分类

1-饮食治疗

中医饮食治疗，简称"食疗"，是在中医理论的指导下，根据食物的性味归经及其功能作用，合理地调配膳食，从而帮助人们保健强身、防老抗衰。其理论与实际应用都具备较完善的体系。《备急千金要方·食治》《食疗本草》等饮食疗法专著

相继问世开启了我国食疗学的发展。

食疗的理论同药疗相似，体现在扶正与祛邪两方面。《千金要方·食治篇》说："食能祛邪而安脏腑，悦神爽志以资气血。"指出了食疗对于疾病的作用，并引用扁鹊语："为医者当须先洞晓病源，知其所犯，以食治之，食疗不愈，然后命药。"此外，孙思邈在书中说"药性刚烈，犹若御兵"，道出了食疗和药疗的不同。

中医饮食治疗历史悠久，源远流长，其在治疗疾病方面涉及中医的各个学科，食疗的方法多样，食疗方剂丰富，已经具备比较完善的中医饮食治疗体系，对于指导临床治疗起到了至关重要的作用。如生活中常食用豆腐防治心血管疾病；常食用绿豆芽来防治口腔溃疡；应用芒果降低胆固醇以及食用牛肉、白菜、苹果、橘子等防治高血压疾患等，都是现代研究中取得的优秀成果。

2 -饮食节制

饮食节制，是泛指饮食的各种方法，包括饮食的合理习俗、饮食卫生制度等。早在几千年前，古人就提倡饮食节制，《黄帝内经》中"饮食有节……故能形与神俱，而尽终其天年，度百岁乃去"，《墨子·节用中》中"古者圣王制为饮食之法，曰：足以充虚继气，强股肱，耳目聪明，则止。不极五味之调、芬香之和，不致远国珍怪异物"，《素问·生气通天论》"食饮有节，谨和五味"，都说明了饮食节制对于身体健康的重要性。

饮食有节，即饮食要有规律，不能暴饮暴食，不能随心所欲。孔子曾说："食不厌精，脍不厌细。"就是告诉我们吃的食物一定要精细，而吃肉的时候一定要将肉切细，以便于消化。《吕氏春秋》记载："凡食之道，无饥无饱，是之为五脏之葆。"提示我们要注意掌握进食量，不可食之过饱。

饮食有节主要体现在两个方面，即定时饮食和定量饮食。中医主张"食哉唯时""不时，不食"，就是告诉我们每天进食都要有固定的时间，更不可以饥一顿、饱一顿。中医学认为，这种定时的饮食习惯利于脾胃功能调节的规律性，以保证消化吸收功能的正常运行。反之，进食没有节制，随时饿了随时进食，就会增加脾胃功能的负担，长此以往也会导致脾胃功能紊乱，对脾胃消化吸收功能造成损害，是不利于身体健康的。其次，就是要适量饮食，《东谷赘言》曾述"多食之人有五患，一者大便数，二者小便数，三者扰睡眠，四者身重不堪修养，五者多患食不消化"，提示我们不能过量饮食，过量的饮食会加重脾胃消化系统的正常生理功能，诱发消化系统疾病；反之，过少的饮食也是不可取的，同样不利于我们的身体健康，切记不可以暴饮暴食，以及挑食，这对于我们的身体健康是极其不利的。

俗话说："早饭吃好，午饭吃饱，晚饭吃少。"清代马齐在《陆地仙经》中也提到："早饭淡而早，午饭厚而饱，晚饭须要少，若能常如此，无病直到老。"现代营养学要求，一日三餐食量的分配比例为3∶4∶3，即如果一天吃500g粮食的话，早晚餐各吃150g，中午吃200g，这样比较合适。

我们强调"按时进食"，也不能完全排斥"按需进食"，即想吃时就吃一点。"按需进食"是为了适应生理、心理和环境变化而采取的一种自然而理性的饮食方式，它与随心所欲、随意进食等不良的饮食习惯完全是两回事。中医饮食节制体现了中华民族几千年来的饮食文明及古代卫生学水平，是中国饮食文化和医药文化的结晶。

3 - 饮食宜忌

饮食宜忌最早见于《黄帝内经》中"诸遗者，热甚而强食之，故有所遗也"。又说"病热少稍愈，食肉则复，多食则遗，此其禁也"。这告诉我们，在疾病的过程中，如果不注意饮食宜忌，就会病情反复，迁延不愈。《金匮要略》也提出："所食之味，有与病相宜，有与身为害。若得宜则益体，害则成疾。"饮食是维持人体生命活动的重要基础，饮食得当，不仅能够保持机体各项生理功能协调、阴阳平衡，而且能够增强机体抗病能力，维持身体健康。因此，在日常的饮食调护中，掌握好饮食宜忌，我们才能身体健康，延年益寿。

中医学包含大量的关于饮食宜忌的基础理论，为我们后人留下了宝贵的财富。饮食宜忌不应该有固定的模式，它应该因人、因地、因时、因病而有所不同。这就提示我们，饮食要有一定的针对性，得当则为宜，失当则为忌。唐代名医孙思邈提出："安生之本，必资于食。不知食宜者，不足以存生也。"因此，无论是在生活中，还是在临床中评估食物的营养价值，都不应从昂贵程度出发，而应着眼于其使用是否得当。

药食同源，食物同样有其性味归经，四气五味之分，而人又有男女老少，强壮羸弱之别，故饮食的得当与否，是一门很大的学问，饮食宜忌是我们应该重视的内容。

三、中医饮食养生与治疗的文化源流

1 - 中医饮食养生与治疗萌芽期——春秋战国、秦汉时期

早在西周时期就有专门从事帝王饮食调养的医生，称为"食医"。而到了春秋战国，我国历史经历的过渡时期，由奴隶社会向封建社会转型，社会关系复杂，出现了百家争鸣的局面，中医养生文化也随之兴起，初步形成了中医饮食养生学科的理论体系。如《论语》中提到的"食不厌精，脍不厌细，食噎而渴，鱼馁而肉败，不食。色恶，不食。臭恶，不食。失饪，不食。不时，不食。割不正，不食。不得其酱，不食"，比较全面地概括了当时人们对饮食的关注。春秋时期，中国传统医药学理论体系初步形成，关于中医饮食养生的内容已初显端倪，至战国时期，现存

最早的医学巨著《黄帝内经》将饮食养生内容进一步丰富和完善，为中医饮食养生与治疗奠定了牢固的理论基础，其中大量的篇章阐述饮食的意义、食物的配伍、饮食对五脏的影响及其治疗宜忌等。《黄帝内经》共载方13首，其中食疗方占6首，可见食疗在古代就应用得非常广泛。《素问·脏气法时论》提出了沿用至今的饮食五味养生大法，即"五谷为养，五果为助，五畜为益，五菜为充"。《素问·五味论》中有"脾病者，宜食粳米饭、牛肉、枣、葵；心病者，宜食麦、羊肉、杏、薤；肾病者，宜食大豆黄卷、猪肉、栗、藿；肝病者，宜食麻、犬肉、李、韭；肺病者，宜食黄黍、鸡肉、桃、葱"，提出了不同的脏腑病变应该用相应的食物进行调理。《素问·五常政大论》："大毒治病，十去其六；常毒治病，十去其七；小毒治病，十去其八；无毒治病，十去其九；谷肉果菜，食养尽之，无使过之，伤其正也。"这是古人用药治病的法度，凸显了食疗在病后清除余邪、养护正气的作用，主张在治疗过程中采用食药同治的方法。

秦汉时期，随着中医理论体系的形成，中医饮食养生的学术思想也不断成熟起来，其中在《五十二病方》中记载了大量的食疗养生内容，书中共收载280余首方，食物类药品占四分之一，如秫米、青粱米、鸡、羊肉、蜜、乳汁、食盐等，在记载的五十多种疾病中半数以上的疾病都可以食治之或食养之，由此可见，食物始终是中药的重要组成部分。在东汉初成书的《神农本草经》是我国现存最早的一部本草专著。该书虽不属于食物治疗的专门著作，但书中记载了不少有药用价值的食物，如薏苡仁、枸杞子、大枣、莲子、百合、杏仁、桃仁、黍米等。张仲景的《伤寒杂病论》一书中也创制了很多的食疗处方，书中很多方子中都使用了甘草、生姜、大枣等食材，还设了两个专篇来讨论"食禁"的原则，其中有关饮食禁忌，饮食卫生的论述一直沿用至今。

综上，春秋战国时期到秦汉时期，多部医学著作都有对中医饮食养生和治疗的记载和论述，对食物的选择、食物的配伍禁忌等有了一定认识，标志着中医饮食养生与治疗在这个历史时期初步形成，为后世中医饮食与治疗的发展打下了坚实的基础。

2 - 中医饮食养生与治疗发展期——晋、隋唐时期

在东汉末年三国鼎立的局面结束之后，晋王朝的建立到隋唐时期，战乱平息、政治稳定，中医学得到了很大的发展，中医名家辈出，中国的饮食养生实践和发展达到黄金阶段。其中晋代的陶弘景在总结前人的经验基础上，撰写的《本草经集注》增加了大量的药用食物。东晋葛洪撰写的《肘后备急方》也记载了大量的饮食治疗方法和饮食禁忌的内容，在前人的基础上对食疗的记载更加详细全面。唐朝是中国最强盛的时代之一，在文化、经济、政治等方面均有辉煌的成就。中医养生与治疗在这个时期也得到了飞快地发展，相关的医学著作在量变的基础上有了质的飞

跃。最具代表性的为唐代著名医家孙思邈，其在《千金要方·食治篇》指出："不知食宜者，不足以存生也""夫为医者，当须先洞晓病源，知其所犯，以食治之，食疗不愈，然后命药""若能用食平疴，释情遣疾者，可谓良工。"他的这些关于饮食疗法的思想，强调了食疗对人体健康的重要作用。他认为，当疾病来袭，应先用食物进行调理治疗，如果食疗无效，再考虑药物治疗，把饮食治疗放在首位，提出了以食物疗法来预防、治疗疾病的思想。此外，在《备急千金要方》中还专设"食治"篇，论述了蔬菜、瓜果、谷米、虫鱼、鸟兽等许多食物以及各种食物的气味、药理作用等。

孙思邈的徒弟孟诜在其《备急千金要方》的基础上广搜民间医家良方并参考前世著作所创作的《食疗本草》，是我国第一部食疗专著，该书详细介绍了食物的性味归经、配伍禁忌、功效等，还分析了食疗的地区性差异，从产地的不同分析了食物药物的不同功用主治，极大地推进了我国中医食疗理论的发展。

此外，同时期中还有昝殷所著的《食医心鉴》、陈士良所著的《食性本草》、杨晔撰写的《膳夫经手录》、王焘所撰的《外台秘要》等书的相继出现，从专门的"食疗篇"和大量的"食疗本草"专著的出现，关于食疗的内容和理论不断地完善和拓展，大大促进了后世食疗学科的发展。

3 – 中医饮食养生与治疗完善期——宋元明清时期

宋代《太平圣惠方》中的食物治疗部分，载方160首，可治疗28种病证，内容详细，为后世医家临床应用奠定了基础。《圣济总录》中载入食治方285首，可治疗29种病证。陈直撰的《养老寿亲书》，元代邹铉改进的《寿亲养老新书》，从老人的角度撰写了饮食养生方面的调治方法。

金代时期的医家在食疗方面的贡献也很多，如"攻下派"代表张从正主张"养生当论食补"，在其《儒门事亲》中指出"病蠲之后，莫若以五谷养之，五果助之，五畜益之，五菜冲之"，肯定了饮食养生的重要性。"滋阴派"代表朱丹溪肯定了多吃谷蔬菜果，对人的健康发挥着重要的作用，他还强调，在日常生活中烹调口味偏重会导致疾病滋生。

元代的《饮膳正要》是我国最早的营养学专著，其从营养学观点出发，强调治疗疾病应该从预防及食疗保健方面出发，提倡无毒，无相反，可久食，可补益的食物为首选，从而达到饮食养生保健的目的。还有贾铭的《饮食须知》、吴瑞的《日用本草》均为饮食养生的发展作出了贡献。

明代著名医家李时珍的《本草纲目》，共载药1892种，其中的500余种为食物，收集了丰富的食物资料，保存了很多关于食疗的轶文，收集了大量的食疗方法，对食疗的发展有很重要的意义。

明清时期，中医饮食养生受到当时医药学家的普遍重视，被收入本草专著的食物大大增加，《救荒本草》《食物本草》《食鉴本草》等以食疗养生为主要研究对象的著作亦明显增多，为食疗学的发展作出了巨大的贡献。

4-中医饮食养生与治疗兴盛期——近代与当代

近代，饮食养生与治疗在前人积累的丰富经验基础上进一步发展，并设立了中医养生相关专业，开设了食疗学科，使饮食养生得到了可持续发展。大量的科普食疗书籍也相继问世，如南京中医药大学附属医院编著的《中医食养疗法》、刘继林的《食疗本草学》、窦国祥的《中华食物疗法大全》、姚海洋的《中国食疗大典》、翁维健编著的《中医饮食营养学》等，这些都从不同角度，对食疗进行了总结和阐发，促进了中医食疗的发展，也为越来越多的人对食疗的认识和应用作出了贡献。

第二节 中医饮食治疗的特色与基本原则

一、中医饮食治疗的特色

1-药食同源

从古至今，食物都是人类生存的基本前提。但人们对于药物和食物的认识却难以区分，食药同源，关于某些食物的保健治疗作用都是在药物研究的基础上发展的。因此，人们认为传统的饮食文化与医药文化是一脉相承的。

中医认为"药食同源"，有些食物之所以可以防病治病，养生保健，是因为食物具有不同的偏性。《本草求真》曰："食物虽为养人之具，然亦于人脏腑有宜、不宜""食物入口，等于药之治病同为一理……此食物所以见论于方书而与药物并传也。"食物的偏性，主要是性、味、归经之偏，各种偏性具有相应的功能，称为食物的性能。正因为食物具有一定的性能，故可以同药物一样调整人体气血阴阳，祛邪扶正，起到养生保健的作用。

食物有五性，即寒、凉、温、热与平性。能减轻或消除热证的食物，为寒性或凉性；相反能减轻或消除寒证的食物，则为热性或温性；二者均不明显的为平性。温热性质类的食物具有助阳御寒的功效，适合在寒冷的环境下食用，对阳虚体质的人具有养生作用，常见食物如生姜、辣椒、胡椒、羊肉、鹿肉、大枣、糯米、板栗等。寒凉性质的食物具有清热除烦的作用，适合在炎热的环境下食用，对阳盛体质的人具有养生作用，常见食物如西瓜、苦瓜、柿子、梨、马齿苋、蟹等。平性食物四季皆宜，可供各种体质的人常年食用。

食物有五味，即酸、苦、甘、辛、咸。《食疗本草》中对食物确定的味，大多数与其实际滋味相符。①辛味：生活中一些麻、辣等刺激性食物和辛香的食物皆属辛味食物，辛能行能散，有发散行气、活血通窍等作用，主治外感表证、气滞、血瘀、湿阻等，常见食物有葱、生姜、蒜、芥菜、薤白、酒等。另外，辛味还有调味、健胃的功效，如桂皮、生姜、胡椒、花椒等。②甘味：甘味食物除一些味甜的食物，也包括一些食性平和的食物，甘能和能缓，有补益止痛作用，主治虚证、脾胃不和等，常见食物有粳米、山药、南瓜、银耳、荔枝、大枣等，另有薏苡仁、冬瓜等甘淡的食物具有利尿除湿的作用。③酸味：包括一些酸、涩的食物，酸能收能涩，有开胃生津、收敛固涩的作用，主治久泻、久咳久喘、虚汗、遗尿遗精等，常见食物有梅子、柠檬、山楂、醋、青果等。④苦味：能泄能燥，有清热泻火燥湿的功效，主治心火上移，或热移小肠等，常见食物有苦瓜、莴苣叶、芥菜等，但过食苦味会导致消化不良，不宜多食。⑤咸味：能软能下，有软坚散结的作用，主治瘰疬、痰核等，常见食物有紫菜、海带、蛤蜊等。另外，食物的五味对不同的脏腑有着不同的倾向性。《素问·至真要大论》曰："五味入胃，各归所喜，故酸先入肝，苦先入心，甘先入脾，辛先入肺，咸先入肾。"

食物的归经，是指食物对人体脏腑经络的选择作用。食物的归经通常是根据食物被食用后反映出来的效果，结合脏腑、经络理论所概括得来的。如生姜、胡椒能增进食欲，白萝卜、西瓜能生津止渴，与中医理论相结合，胃主受纳，喜润勿燥，故将以上4种食材的归经归于胃经。

综上，性、味、归经只是食物性能各自的一方面，必须将它们有机地结合起来才能分析出食物的性能，中医学对于食物性能的认识，源于对食物疗法实践经验的总结。如韭菜，味甘、辛、性温，归肾、胃、肝经，结合起来就可以分析出韭菜的性能，味甘而辛温，归肾经，可以补肾助阳；味甘而辛温，归胃经，表示能够温中开胃；性辛温，归肝经，表示能散瘀血。

2 -食养为主，兼顾食疗

饮食治疗的核心在于体现了是中医"治未病"的思想，合理饮食、维护健康是其首要目的。其次饮食养生可用来抗衰防老，延年益寿，合理的膳食搭配，可以补益机体，维持机体阴阳协调平衡，从而达到延年益寿的作用。另外食疗最有特色的是在疾病发生的时候，能够辅助药物治疗，通过合理的辨证，给予相应的食物来达到增强药效的作用。生活中常用一些温补类的食物来调补素体阳虚的患者，使其增强体质，更加容易吸收药物的活性成分，进而促进病情的恢复。

二、中医饮食治疗的原则

1 - 整体平衡原则

人体是一个有机的整体，而五脏是核心，在饮食养生和治疗的过程中，要注重整体。另外人与自然是一个整体，人体内环境要和自然环境保持动态平衡。饮食养生要根据不同的体质，结合四季气候变化、环境变化而采用不同的饮食以预防疾病的发生。

2 - 均衡原则

饮食养生要注重饮食的合理搭配和营养均衡性，保证每日摄食合理搭配，荤素搭配，营养均衡，尽量要菜品种类齐全，避免偏食。动物肉食类、蔬菜水果类、谷物粗粮类在膳食中要比例均衡，以保证机体的营养需求。对于一些偏嗜食物的人来说，很容易导致体内某些营养物质缺乏，从而滋生疾病。

3 - 饮食养生禁忌

在日常生活中，食物常常要搭配食用。一方面为了矫味，另一方面可提高食物某方面的作用。虽然合理的搭配可以强身健体，有益健康，但有些食物搭配却可能导致人体不适，甚至中毒死亡，这就是所谓的饮食养生禁忌。根据前人的总结，文献记载有柿子忌螃蟹、鳖甲忌苋菜等。

第三节　二十四节气与中医食疗

一、顺应四时养生

《灵枢·本神》曰："故智者之养生也，必顺四时而适寒暑，和喜怒而安居处，节阴阳而调刚柔，如是，则僻邪不至，长生久视。"四时养生就是指顺应一年四季气候变化的规律及特点，调养身体，强身保健，从而达到健康长寿的目的。

人作为一个有机整体与自然相通，自然界的兴衰枯荣会影响人体健康。养生健体的要点在于"顺应四时"，根据四时节气的变化安排起居、饮食、劳作等生活的节律，注意时令禁忌，这样才能阴阳调和，延年益寿。

二、二十四节气的饮食养生

农历的二十四节气具体反映自然气候的变化，每个时令节气均有其气候特点，人们通过生活实践的经验积累，针对不同的时令特点以及每个时令节气易感疾病总结了每个节气不同的饮食宜忌，提出了"春夏养阳，秋冬养阴"的观点和按照季节保健强身的方法。

1-立春节气

立春是春季的第1个节气。"立"是"开始"的意思，此时阳气上升容易伤阴，所以要注意养阴。对于体弱多病的人来说，要当心"倒春寒"的侵扰，在饮食上可增加食用大蒜、洋葱、芹菜等"味冲"的食物，对预防伤寒感冒等春季多发的呼吸道疾病大有益处。

2-雨水节气

雨水，是春季的第2个节气，雨水时节降雨量开始增多，气温也开始升高。雨水前，天气较为寒冷。湿邪留恋，难以祛除，雨水前后应当着重养护脾脏。饮食上要顾护脾胃，营养均衡，也要注意健脾利湿。平时可多吃些诸如山药、胡萝卜、小米、鲫鱼等健脾的食物，另外也要多吃新鲜蔬菜等，补充维生素。

3-惊蛰节气

惊蛰，标志着仲春时节的开始，是春季的第3个节气。惊蛰时节饮食可以选择一些清淡的富含植物蛋白质和维生素的食物，常见有菠菜、油菜、芹菜、山药、莲子、银耳等食物。民间有惊蛰吃梨的习俗。梨能够润燥化痰，日常生活中可用冰糖蒸梨治疗咳嗽。

4-春分节气

春分，是春季九十天的中分点，是春季的第4个节气。春分节气昼夜、寒暑平分，所以在饮食上也要注意维持人的阴阳平衡，春分节气时人体容易发生一些非感染类疾病，如高血压、过敏性疾病等。膳食总原则要忌大热、大寒的饮食，须保持寒热均衡。这段时期尽量少用过于肥腻的汤品，在烹调鱼、虾、蟹等寒性食物时，佐以葱、姜、酒等温性调料，寒热搭配，防止鱼、虾、蟹过于寒凉，食后损伤脾胃。

5-清明节气

清明节又叫踏青节，清明一到，气温升高，雨量增多。清明节处于仲春与暮春之交，是春季的第5个节气，是一年中生长收藏中的"春生"时节，俗语云："春吃蔬菜胜补药。"此时宜多吃一些应时蔬菜及水果以求升发肝气。如春笋性味甘微苦，能解除胃肠燥热、通便理气去瘀；枇杷果润肺止咳、生津止渴，平日咳嗽痰多可以常食用；桑椹止渴、润肠、滋肝肾、养颜，日常可以蜜制熬膏，以防治久咳、习惯性便秘等。

6-谷雨节气

谷雨是春季的最后1个节气，此时节天气的主要特点是多雨，有利于谷物生长。谷雨茶即谷雨时节采制的春茶，色泽翠绿，叶质柔软，富含多种维生素和氨基酸，谷雨茶温凉，可起到温凉去火的功效。谷雨前后，脾胃均处于旺盛时期，这有利于营养的吸收，在此时进补一些有益身体的汤类、食物等，最为适宜。常见如参蒸鳝段、菊花鳝鱼等，可祛风湿、强筋骨、温补气血；草菇豆腐羹、生地鸭蛋汤等滋阴养胃、降压降脂。

7 - 立夏节气

立夏是夏季的第1个节气，表示孟夏时节的正式开始，斗指东南，维为立夏，万物至此皆长大。此时节气温回升，雷雨增多，饮食上要以易消化、富含维生素的食物为主，此时节尽量减少进食油腻辛辣的食物，以防滋腻脾胃。平时多吃蔬菜、水果及粗粮等，常见食物如苹果、香蕉、牛奶、豆制品、鸡肉、瘦肉等，既能补充营养，又起到强心养阳的作用。

8 - 小满节气

小满是夏季的第2个节气。小满节气是疾病高发期，尤其是皮肤病的发病，此时人们要有未病先防的养生意识，饮食上尽量以清爽清淡的素食为主，宜多食如赤小豆、薏苡仁、绿豆、莲藕、胡萝卜、西红柿、西瓜、山药等食物。

9 - 芒种节气

芒种是夏季的第3个节气。芒种时节雨量充沛，气温升高，天气灾害常见。顺口溜"芒种夏至天，走路要人牵；牵的要人拉，拉的要人推"，芒种时节大多数人们懒散、头脑不清爽。所以在此期间要多食蔬菜、水果、豆类，如菠萝、苦瓜、西瓜、荔枝、芒果、绿豆、赤豆等。天气炎热，人们出汗多，容易丢失钾，适当补充钾元素则有利于促使体内钾、钠平衡。日常生活中含钾较多的食物如荞麦、玉米、红薯、大豆、香蕉、菠菜、苋菜、香菜、油菜、甘蓝等。

10 - 夏至节气

夏至是夏季的第4个节气。公元前七世纪，先人采用土圭测日影，就确定了夏至。每年的夏至从6月21日（或22日）开始，至7月7日（或8日）结束。此时节气候炎热，又有"冬至饺子夏至面"的习俗，所以人们每到夏至都爱大啖生菜、凉面，以降火开胃。夏季人阳气盛于外，在夏至，饮食要注意清热防暑，适当食用些清凉爽口的食物来增进食欲，宜多吃白菜、苦瓜、丝瓜、黄瓜、西瓜等蔬果。夏季暑热，多数人食欲不振，食用生姜有利于食物的消化和吸收，对于防暑度夏有一定益处。

11 - 小暑节气

暑，表示炎热的意思，小暑的到来，标志着我们将进入炎热季节。小暑是夏季的第5个节气，有谚语说："小暑交大暑，热的无处躲。"但小暑还不是一年中最热的。"热在三伏"，"伏"即伏藏的意思，所以人们应当少外出以避暑气。此时节要多吃清凉消暑的食品以防暑。此时可能由于天气较热，食欲较差，就可以选择多喝粥，用荷叶、扁豆、薏苡仁、木棉花等煲消暑粥，另外要多食用水果蔬菜，也有益于防暑，但要注意不要贪凉，以免造成腹泻。

12 - 大暑节气

大暑节气正值"三伏天"里的"中伏"前后，是夏季的最后1个节气，是一年中最热的时期，古书中说："大者，乃炎热之极也。"暑热程度从小到大，大暑之后便是立秋，正好符合了物极必反规律，可见大暑的炎热程度了。大暑气候炎热，易伤津耗气，此时可选用些汤粥来滋补身体。绿豆汤是清热的佳品，能清热解暑、止渴利水，既是防暑的饮品，又是中暑的良药。《黄帝内经》有"药以去之，食以随之""谷肉果菜，食养尽之"的论点。夏季养生，水和钾也是人体需要及时补充的物质。由于天气炎热，人体的水分蒸发消耗过快，钾会随汗排出，如果体内缺钾就会导致人倦怠乏力等，故需要及时补充水分和钾，以维持身体的电解质平衡，避免脱水。

13 - 立秋节气

立秋，是秋季的第1个节气，"秋，揪也，物于此而揪敛也。"立秋以后天气就会凉爽一些。有民间风俗，到了立秋，就要开始"贴秋膘"了。立秋以后气温由热转凉，人体的消耗也逐渐减少，食欲开始增加。在立秋这日吃各种各样的肉食来"以肉贴膘"。"啃秋"有些地方也称为"咬秋"。人们讲究在立秋这天吃西瓜或香瓜，称"咬秋"，寓意丰收喜悦。秋季气候偏燥，燥则润之，饮食上可多食用些芝麻、蜂蜜、银耳、菠萝、乳品等具有滋润作用的食物。

14 - 处暑节气

处暑，即"出暑"，是秋季的第2个节气，意味着气候转凉，不再炎热。此时节气温下降明显，昼夜温差加大，雨后艳阳当空，人们往往有些不适应，很容易引发感冒、肠胃炎等疾病。处暑时节，虽有早秋凉燥之气，仍蕴有湿邪，所以在润肺防燥的同时也要健脾除湿。常用大枣、赤豆、莲子、黑豆等熬汤、煮粥或焖饭，食用一些如苋菜、甘蓝、土豆、玉米、香蕉、葡萄等新鲜应季的蔬果来润肺生津，也常选择如鲫鱼、鲤鱼、泥鳅、牡蛎、蛤蜊等水产物滋阴去湿。

15 - 白露节气

白露是秋季的第3个节气。白露时节气温降低，水汽在地面或近地物体上凝结成露。俗语云："白露勿露身。"这句话的意思是到了白露节气，人们不可以赤膊露体了，要注意避免受寒。白露已是真正凉爽季节的开始，一场秋雨一场凉，白露之后气温骤降，人们很容易生病，尤其是呼吸系统疾病，所以要增强身体锻炼，未病先防。白露即为典型的秋季气候，容易出现口唇鼻干、咽干及皮肤干裂等秋燥症状。饮食上要多食酸，少食辛，多食用些粥食，如百合粥。

16-秋分节气

秋分是秋季的第4个节气。"秋分者，阴阳相半也，故昼夜均而寒暑平。"秋分一是指日夜时间均等，二是预示气候由热转凉。此时节饮食要"补夏不足，养冬所需"。秋季，菊香蟹肥，正是人们品尝螃蟹的最好时光。但是螃蟹是大寒之物，也不适宜多吃。另外可以多食用一些蔬果如白萝卜、白菜、花椰菜、洋菇、白木耳、甘蔗、茯苓、白芝麻、百合等。

17-寒露节气

"九月节，露气寒冷，将凝结也。"寒露是秋季的第5个节气，寒露时节，随着气温不断下降，感冒是最易流行的疾病。在气温下降和空气干燥时，感冒病毒的致病力增强，老年人合理地安排好日常的起居生活，警惕中风、老年慢性支气管炎复发、哮喘病复发、肺炎等疾病。饮食上，天气虽说转凉，但还离不开"秋燥"，所以要注意多喝水，补充水分，多食些甘、淡滋润的食品，既可补脾胃，又能养肺润肠，同时防治咽干口燥等症。日常生活中常食用梨、柿子、香蕉、胡萝卜、冬瓜、莲藕、银耳等蔬果，以及一些豆类、菌类、海带等。早餐应吃温食，最好喝热药粥，既可养胃，又可御寒，如甘蔗粥、玉竹粥、沙参粥、生地粥、黄精粥等。中老年人和慢性病患者应多吃些大枣、莲子、山药、鸭、鱼、肉等补益类食品。

18-霜降节气

霜降节气是秋季的最后1个节气，地面的露水冷得都凝结成霜了。霜降时节，养生首先要注重保暖，其次要防秋燥，运动量可适当加大。饮食调养方面，要以甘淡滋润为主体，以平补为原则，进食需不热不凉，不油不腻。谚语"补冬不足补霜降"，可多吃如玉蜀黍、白萝卜、栗子、百合、山药、白菜、牛肉、鸡肉、泥鳅等，既健脾养胃，又养阴润燥。有些地方的人们有吃红柿子的习俗，他们认为这样不但可以御寒保暖，还可以补筋骨。

19-立冬节气

立，建始也；冬，终也，万物收藏也。立冬是冬季的第1个节气，意味着冬天来临了。这个时节万物伏藏，一派清冷萧条之象。立冬是进补的好时节，冬主封藏，冬季人体阳气偏虚，伏藏于内，阴寒偏盛于外，此时进补更易使营养物质吸收，人体将吸收的营养物质转化为能量储存于体内滋养五脏，提高身体素质，还可以起到很好的御寒作用。所以，冬季可多食用些高蛋白、高脂肪类高热量食物，常见有如狗肉、羊肉、牛肉、鸡肉、鹌鹑、海参等。

20-小雪节气

小雪是冬季的第2个节气。古籍《群芳谱》中说："小雪气寒而将雪矣，地寒未甚而雪未大也。"小雪后气温急剧下降，在中国北方，此时节，热腾腾的涮羊肉是御寒的最佳选择。在小雪节气里，天气阴冷晦暗、光照减少，可能会引发或加重抑郁症。这个时节饮食除了多食一些温补类食品御寒以外，还应多食一些滋阴清润、疏肝解郁、活血类的食物，常见有如羊肉、牛肉、腰果、白果、核桃、黑木耳、合欢等。

21-大雪节气

大雪是冬季的第3个节气，标志着仲冬时节的正式开始。"大雪，十一月节，至此而雪盛也。"大雪时节天气寒冷，是"进补"的好时节，宜多食用些温补助阳、补肾壮骨、养阴益精的食物。这样能提高人体的免疫功能，促进新陈代谢，改善畏寒。冬令进补还能调节体内的物质代谢，以达强身健体的目的。此时节也可适量饮酒，一方面可御寒，另一方面可以酒养生，延年益寿，酒本是药，有祛风散寒，舒筋活血的功效。另大雪节气前后，柑橘类像南丰蜜橘、官溪柚子、脐橙等当季水果上市，这些水果可起到防治鼻炎，消痰止咳的功效。

22-冬至节气

冬至，俗称"冬节""亚岁"等，是冬季的第4个节气。冬至时间在每年的公历12月21日至22日之间，"冬至一阳生"，冬至过后阳气逐渐回升，此时人体阳气也蓬勃生发，最易吸收外来的营养物质，进补会起到养精蓄锐的功效，特别对于亚健康的人，此刻进补最适宜不过了。常见有山药、核桃仁、龙眼肉、海带、木耳、牛奶等温肾健脾的食物。另外冬至可多食用些坚果类食品，补肾健脑、强心健体。同时可以选择服用些膏方，针对体质较弱或者有慢性疾病的人，进行身体的调理和滋补。

23-小寒节气

小寒是冬季的第5个节气，开始进入一年中最寒冷的日子。饮食上要多食用一些温热性的食物以御寒，并补益身体。俗语说"三九补一冬，来年无病痛"，此时汤补是最好的了，人们可以在家中煲一些滋补汤，如乌鸡汤、骨头汤、鱼头豆腐汤等。另外，涮火锅、糖炒板栗、烤白薯也是小寒时节人们的最爱。平日里就可以选择食南瓜、大枣、龙眼肉、核桃仁、杏仁、羊肉、鳝鱼、鲢鱼、海参、淡菜、酒等食物。

24-大寒节气

大寒是冬季的最后1个节气。由于"大寒"与"立春"相交接，饮食上除了补肾健脾以外，可适当增加升散性质的食物，以达养肝的作用。如鸡肉、羊肉、牛肉、莲子、芡实、薏苡仁、赤小豆、大枣、银耳等。"大寒"节气也是岁末年关之时，人口流动大，是感冒等呼吸道疾病的高发期，适当多吃点温散风寒的食物，可防御风寒的侵扰，如在日常饮食中常用的生姜、大葱、辣椒、花椒、桂皮等，此时节还要注意的是避免饥饱失调，可多吃点具有健脾消滞功效的食物，如山药、山楂、柚子等。

第二章 饮食养生禁忌

早在《山海经》中就有神农氏寻找食物："尝百草之滋味，水泉之甘苦，令民知所避就。"《素问》指出："饮食自倍，肠胃乃伤""膏粱之变，足生大疔。"这些都说明了饮食宜忌在我国古代就早有记载。唐代有《摄生服食禁忌》《摄生总法》等，明清时期《闲居杂录》都是与饮食文化相关的书籍。随着科学技术的发展，人民生活水平的不断提高，人们对饮食的要求不仅是追求食物美味，同时还注重食物之间的搭配是否得当，所吃的食物是否对身体有益，是否可以治疗自身疾患等。这就需要我们掌握饮食之间的配伍关系和身体不同阶段的饮食禁忌。饮食宜忌有着相当复杂的内容，主要有配伍禁忌、时令禁忌、病中饮食禁忌、孕期及产后的饮食禁忌等。

第一节 配伍禁忌

随着人们生活条件的提高，人们对自身健康关注程度也随之越来越高，而饮食营养是人们从古至今就比较重视的一个重要方面，但大部分人往往关注的只是部分单一食物的营养价值，而忽略了食物配伍的学问。其实，在生活及临床诊疗中，用单一的食物来保健及治疗疾病的情况是很少的。因此，如何科学饮食，如何发挥食物在调理身体及治疗疾病方面的作用，这就要谈到食物的配伍了。食物配伍就是人们为了增强食物之间的效用和口味，把不同的食物进行搭配使用。

中医学历史悠久，经过前人生活及临床经验的不断积累，食物的配伍基本同药物配伍的"七情"理论一致。配伍关系分为协同和拮抗两方面。食物配伍的协同方面包括"相须"和"相使"，拮抗方面包括"相畏""相杀""相恶"和"相反"。相须是两种食物同时配伍食用，可加强其单独食用的功效。日常生活中淡菜和皮蛋配合食用，可增强降血压的作用。相使是一类食物为主，另一类食物为辅，辅食可增强主食的功效，如用姜糖水治疗风寒感冒，红糖温中和胃可辅助增强生姜散寒的作用。相畏是一种食物的不良作用能被另一种食物减轻或消除，如某些鱼类可引起腹泻、皮疹等可被生姜缓解。相杀是一种食物能减轻或消除另一种食物的不良作用。相反即两种食物合用，可能产生不良作用，形成了食物的配伍禁忌，如柿子忌茶、白薯忌鸡蛋、葱忌蜂蜜等。

现代研究表明，任何物质之间都是有相互作用的，大部分会发生化学反应。而反应的结果是有益或是无益甚至是有害的，就需要我国上千年的文化积淀及生活经验加之现代科学研究来告诉我们了。前人的生活及临床经验中总结出的一系列饮食配伍禁忌，主要是以中医学中药物配伍的七情关系确立的，而现代科学研究从物质之间的相互作用上入手研究，得出食物之间的相互关系是围绕着营养素之间、营养素与抗营养素之间、营养素与其他物质之间发生。无论从哪个角度来看，食物配伍宜忌是很有学问的，必须引起我们的重视。以下是常见饮食中的食物配伍禁忌，如木耳、人参等不能同白萝卜同食；党参、茯苓忌醋；柿子与红薯同食容易结石；柿子与螃蟹同食容易诱发腹泻；猪肉与菱角同食容易诱发腹痛；鸡蛋和芹菜同食易伤元气；白酒和柿子同食易诱发胸闷；鲤鱼和甘草同食易中毒；牛肉和板栗同食容易诱发呕吐；芒果最好不要与大蒜等辛辣食物同食；鹿茸不要同寒凉生冷的水果和蔬菜同食等。

第二节　时令禁忌

四时气候，春温夏热，秋燥冬寒，各有特点。所谓时令，就是人们常说的季节、节气。《黄帝内经》中提到"食岁谷"，孔子也曾经提出了"不时，不食"，这就告诉我们，自古以来，食疗养生就注重顺应自然法则，吃时令食物。这也体现了中医养生的精髓所在，遵"天人相应"之旨，顺"四时更迭"之序，把握养生精髓，达"天人合一"之境界。因此，我们在考虑吃什么的时候，也应该掌握自然规律，适应自然的变化特点。

一、春季时令饮食宜忌

春季生机蓬勃，阳气升腾，人体的阳气也随之生发，人体生理功能、新陈代谢处于最活跃的时期。唐代名医孙思邈说："春日宜省酸，增甘，以养脾气。"这就告诉我们春季要少吃点酸味的食物，多吃点甜味的食物，以达到补益人体脾胃之气的作用。中医学认为，脾胃是后天之本，是人体气血化生之源，脾胃之气健旺，则可以延年益寿。饮食选用温热、清淡、甘甜的食物，忌食生冷、油腻、酸性的食物，可以达到健运脾胃的作用。春季节气饮食宜清温平淡，顺肝之性，助益脾气，令五脏和平，忌食辣，酸性食物。如立春时节宜多吃一些白萝卜、香菜、油菜、茼蒿、卷心菜、白菜、芹菜、菠菜、竹笋、冬瓜、南瓜、丝瓜等蔬菜；忌食柑、橙子、橘、柚、杏、枇杷、山楂、橄榄、柠檬、石榴、乌梅、麻辣火锅、羊肉、烧烤等。

雨水时节宜多食胡萝卜、韭菜、菠菜、油菜、茼蒿、苹果、香蕉、莲子等食物；少食油炸和烧烤、薯片、饼干、炒货等油腻食物以及寒凉、酸味的食物。惊蛰时节宜多食菠菜、水萝卜、苦瓜、芹菜、油菜、山药、春笋、甜椒、洋葱、梨、莲子、银耳等食物；少食羊肉、狗肉、鹌鹑等动物脂肪类食物以及辣椒、葱、蒜、胡椒等辛辣刺激性食物。春分时节宜多食胡萝卜、卷心菜、菜花、小白菜、油菜、柿子椒、西红柿、韭菜等应季蔬菜以及柑橘、柠檬、苹果等应季水果，也可以吃些芝麻、核桃、莲子等干果；忌食油腻、生冷刺激性的食物。清明时节宜食用荠菜、菠菜、山药、韭菜、香蕉、橘子、银耳、香菇等新鲜蔬菜；少食辛辣、寒凉的食物。谷雨时节宜多食白萝卜、西红柿、菠菜、香蕉、橘子、柠檬、海带等新鲜食物，同时应注意不要过量饮食，减少高蛋白质、高热量食物的摄入。

二、夏季时令饮食宜忌

春天的结束预示着夏天的来临，夏天天气炎热，是万物生长最茂盛的季节，人体的新陈代谢也变得旺盛，容易汗出，耗气伤津。应多食用祛暑益气、生津止渴及富含各种微量元素的食物。此外，要注意暑湿之气乘虚而入，导致人体倦怠，食欲不振，可食用一些芳香开胃、化湿的食物。夏季天气炎热，忌吃温热助火的食物，少吃煎炸油腻、辛辣等的食物。在炎热夏天的各个节气，我们应该注意以下饮食宜忌：如立夏时节应多食土豆、冬瓜、芹菜、西红柿、黄瓜、丝瓜、山药、苹果、桃、草莓、西瓜、芝麻、核桃、花生、海参、泥鳅、鲫鱼、黑木耳、瘦肉、蛋类、奶类等食物；忌大鱼大肉及油腻辛辣的食物，忌过早或过多吃生冷的食物，少吃动物内脏、鸡蛋黄、肥肉、鱼子、虾等食物。小满时节可多食用黄瓜、胡萝卜、冬瓜、丝瓜、荸荠、莲藕、西红柿、山药、鸭肉、鲫鱼、草鱼、西瓜、梨、香蕉等食物；少用酸涩辛辣、性属温热助火之品及油煎熏烤之食物，如生葱、生蒜、生姜、芥末、胡椒、辣椒、茴香、桂皮、韭菜、茄子、蘑菇、海鱼、虾、蟹、牛、羊、狗、鹅肉类等。芒种时节宜食用菠菜、香菜、油菜、卷心菜、芹菜、大葱、青蒜、莴苣、土豆、山药、香蕉等新鲜食物；忌食油腻、生冷、过咸、过甜的食物。夏至时节宜食用西红柿、黄瓜、芹菜、冬瓜、莲藕、绿豆、草莓、杏仁、百合、莲子等应季新鲜食物；忌食肥甘厚味、辛辣刺激的热性食物，注意不可过食冷食瓜果等食物，以免损伤肠胃。小暑时节宜多食西红柿、山药、黄瓜、西瓜、苹果、绿豆、牛奶、豆浆等食物；忌用荤温燥热、生冷寒凉的食物。大暑时节宜食山药、莲藕、土豆、西瓜、香蕉、莲子、绿豆、豌豆、鸡肉、鸭肉、鸡蛋、牛奶、蜂蜜、豆浆、绿茶等食物；避免滋腻、生冷、辛辣香燥及刺激性食物。

三、秋季时令饮食宜忌

秋季气候较为干燥，燥邪容易耗伤人的阴液，宜多食用滋阴润燥，多汁生津的食物。中医理论中，秋与肺气相应，肺喜清肃濡润，燥邪犯肺，人会出现咽喉干痛，皮肤干燥等不适，宜多吃养阴润肺的食物；忌吃辣椒、生姜、大葱等燥热类的食物。秋季节气饮食宜忌：立秋时节宜多食一些白萝卜、西红柿、山药、扁豆、莲藕、南瓜、莲子、龙眼肉、糯米、粳米、大枣、核桃仁等食物，尽量避免食用辛辣、热燥、油腻的食物；处暑时节宜多食芹菜、菠菜、黄瓜、苦瓜、冬瓜、南瓜、银耳、百合、黄鱼等新鲜食物，忌油腻、辛辣之食物；白露时节宜多食竹笋、白萝卜、莲藕、红薯、木耳、梨、苹果等食物，秋分时节宜食用莲藕、鸭肉、秋梨、柿子、甘蔗、黑木耳、百合、银耳、芝麻、核桃仁、糯米、蜂蜜等食物，忌食辛辣生冷的食物；寒露时节宜食用白萝卜、西红柿、莲藕、胡萝卜、冬瓜、山药、海带、雪梨、香蕉、苹果、柿子、提子等蔬果，以及可以食用一些芝麻、核桃仁等干果，忌食辛辣香燥的食物；霜降时节宜食用芥菜、山药、洋葱、白萝卜、紫菜、银耳、梨、苹果、橄榄、白果、花生、板栗等食物，忌食辛辣刺激的食物。

四、冬季时令饮食宜忌

冬季气候寒冷，万物封藏，中医理论认为"寒者温之，虚者补之"，宜食用具有补气填精、滋养强壮作用的温性、热性食物，以助机体抵御外寒。忌吃寒性、生冷的食物。此时，食欲大增，且营养物质宜被人体吸收，是进补的最好时机，可食用脂膏、补益的食物进补，多食辛温、补肾阳的食物，如辣椒、羊肉、白萝卜等以温肾壮阳，强身健体。常见冬季节气饮食宜忌：立冬时节宜食用大白菜、卷心菜、洋葱、白萝卜、胡萝卜、绿豆芽、红薯、苹果、香蕉、枣、梨、柑橘、豆腐、木耳、蘑菇类、羊肉、牛肉、鸡肉、鱼、虾、海带、牛奶、豆浆、蛋类、核桃、杏仁等食物，忌用生冷的食物，如螃蟹、海虾、西瓜和葡萄。小雪时节宜食用羊肉、牛肉、鸡肉、腰果、山药、白菜、板栗、白果、核桃仁、香蕉等偏温性食物，注意不要食用过于麻辣的食物。大雪时节宜选用白萝卜、胡萝卜、茄子、山药、猪肉、羊肉、牛肉、鸡肉、鲫鱼、海参、核桃仁、龙眼肉、枸杞子、莲子等食物，忌食绿豆芽、金银花、螃蟹等性寒的食物。冬至时节宜食用猪肉、羊肉、牛肉、鸡肉、鲫鱼、海参、核桃仁、龙眼肉、枸杞子、莲子、山药、白萝卜等食物，可以熬制汤类以进补。但要注意不要盲目吃狗肉、虚实不分、无病进补，也注意避免肥腻和过咸的食物。小寒时节宜选用韭菜、辣椒、茴香、香菜、荠菜、南瓜、羊肉、猪肉、狗肉、鸡肉、鳝鱼、鲢鱼、木瓜、樱桃、板栗、核桃仁、杏仁、大枣、龙眼肉等偏温性的食物，以助身体御寒，但注意不要盲目进补。大寒时节宜食用韭菜、茴香、香菜、荠菜、南瓜、羊肉、猪肉、鸡肉、鳝鱼、木瓜、樱桃、板栗、核桃仁、杏仁、大枣、龙眼肉等食物，忌用黏硬、生冷的食物。

第三节　服药的饮食禁忌

服药的饮食禁忌在中医理论历史源流中早有记载，是古代医家从临床经验中不断发现并总结出来的。服药的饮食禁忌是指服药期间不能食用某些特定食物，简称食忌，通常称为"忌口"。早在《黄帝内经》中就提到关于饮食禁忌的内容，如"肝病忌辛、心病忌咸、脾病忌酸、肺病忌苦、肾病忌甘苦"。在《本草经集注》中也有相关记载："服药不可多食生胡荽及蒜、鸡、生菜，又不可食诸滑物果实等，又不可多食肥猪、犬肉、油腻肥羹、鱼鲙、腥臊等物"，告诉我们在服药期间，应忌食生冷油腻，腥膻辛辣之品。清代章杏云所著《调疾饮食辨》一书"发凡"中云："病人饮食，藉以滋养胃气，宣行药力，故饮食得宜足为药饵之助，失宜则反与药饵为仇。"告诉我们应该忌用对所服之药有不良影响的食物，但可以食用一些增强药效的食物。《伤寒论》中桂枝汤方后注明："禁生冷、黏滑、肉面、五辛、酒酪、臭恶等物。"《金匮要略》也提到："所食之味，有与病相宜，有与身为害，若得宜则益体，害则成疾，以此致危例皆难疗。"

在临床实践中，古代医家们发现，每一种药物及食物都有其本身的寒热属性，若所服用的食物与药物属性相同，则有助于疾病的治疗，反之对治疗有碍。服药的饮食禁忌，一方面是由于在疾病过程中，饮食治疗在疾病治疗起到至关重要的作用；另一方面，是为了避免药食之间毒副反应的发生，以保证临床疗效。

一、服用中药期间饮食禁忌

1-服用中药期间不宜饮茶

茶是我国最常见的饮品，在日常生活中，很多人都有饮茶的习惯。茶中含有10%鞣质，鞣质分解成鞣酸，鞣酸容易与铁盐生成鞣酸铁沉淀。鞣酸铁沉淀会导致腹痛、腹泻，并会使体内的铁质减少。因此，在服用含有铁的药物时忌饮茶。

2-服用中药期间不宜吃刺激性的食物

健康的饮食观念要求无论什么人，都应该尽量少吃刺激性的食物。如烟、酒、咖啡、浓茶以及各种辛辣调味品等。以吸烟为例，有研究指出，烟草烟雾中含有69种致癌物质，可见其对人体的危害之大。烟草中含有大量的尼古丁，它能使心跳加快，血压升高。许多人服药后利用吸烟来缓解情绪，但是其所带来的危害也是相当大的。吸烟能够干扰药物代谢,降低药物疗效,烟草中的尼古丁进入人体后,会干预肝脏代谢,使药物在体内的代谢速度减慢或加快,使得血药浓度降低或升高,从而影响药物疗效。尼古丁还可以释放抗利尿激素,代谢产物不能及时排出休外,在体内淤积,亦对身体有极大的危害。这也是为什么有的患者遵医嘱用药,而有时候疗效却不是很明显的原因。酒中的乙醇能够提高细胞膜的通透性,且能够使神经系统由兴奋性转为抑制性,故在服用安神药物的时候,禁饮酒。

3-服用中药期间不可服用果汁或醋

果汁中含有果酸,其主要成分为维生素C和柠檬酸等,能够促使药物提前分解,不利于药物吸收,致使药效降低。同理,在服用药物的时候,若药物中成分偏碱性,醋等酸性食物会破坏其成分,或者加快药物的分解速度,对疾病的治疗是不利的。

4-服用中药期间不宜加糖

煎好的中药汤剂一般会有苦味,有些人为了减少苦味,便加入少许糖来中和汤剂的苦味,其实这种方法是不可取的。因为,糖中含有一定的铁离子、钙离子及其他物质,如果跟汤药一起服用,就可能会发生化学反应,破坏中药汤剂中的某些有效成分,甚至可能会产生沉淀物,不仅不能够治病,反而可能会给身体带来新的问题。

5-服用中药期间不宜吃发性食物

发性食物就是指"发物",是指动风生痰,发毒助火助邪之品,容易诱发旧病,加重新病的食物。包含四大类,一是某些食物中所含有的一些异性蛋白,这可能会导致人们发生变态反应,如常见的有服用虾蟹引起过敏反应。二是动物性食品中,可能含有某些激素,容易导致人体功能亢进或代谢紊乱,如糖皮质类固醇会诱发感染扩散、癫痫发作等。三是刺激性食物,如葱蒜、酒类等辛辣类食物,容易引炎症加重、疔毒走黄等。四是冷冻食品,如外感风寒,服用解表药时服用西瓜、冷饮等生冷食物,则会加重病情的发展,起到相反的效果。

另外,中医学亦非常讲究药物与食物之间的配伍禁忌,药食配伍不当,会降低其应有的功效甚至丧失,而达不到治病养生的效果。中医学对病人的饮食禁忌方面积累了很多经验,并有系统的理论指导。如在临床上,寒证宜食温热性食物,忌用寒凉生冷食物。热证宜食寒凉平性食物,忌食温燥伤阴食物等。此外虚证患者脾胃功能较差,饮食上应多顾护脾胃,宜多食用清淡富有营养的食物,忌用肥腻、油煎、质粗坚硬的食物。常见的一些中药与饮食配伍禁忌,如在服用大黄、苍术、苍耳子、吴茱萸、乌梅、桔梗的同时尽量避免吃猪肉;在服用朱砂、紫苏、天门冬、麦门冬、龙骨、白果等药物的同时避免食用鲤鱼;服用滋补类药物如熟地黄、人参、何首乌、鹿茸、党参、黄芪的同时要忌茶、白萝卜及碱性类食物;还有茯苓、丹参忌醋（包括其他酸物）；半夏、石菖蒲忌饴糖、羊肉；附子、乌头、天雄忌豉汁、秫米；阳起石、云母忌羊血；仙茅、牛膝忌牛肉；使君子、威灵仙、土茯苓忌茶；牡丹皮忌蒜、芫荽等；补骨脂忌猪血；薄荷忌鳖肉；甘草忌鲢鱼；麝香忌大蒜；鳖甲忌苋菜；杏仁、商陆忌狗肉等。还有一些疾病治疗过程中需要忌口的食物，如红肿热痛的外科疾病忌牛肉、羊肉、鱼、蟹及辛辣食物；头昏失眠、性情急躁的疾病忌胡椒、酒等刺激性食物；痰湿阻滞、消化不良、泄泻、腹痛等疾病忌生冷食物；肠胃功能弱相关疾病忌黏滑、油腻的食物；热性病（发热、发诊、咽喉肿痛等）忌辛辣香燥油炸类食物；需进补类的疾病忌茶水、白萝卜及碱性食物；水肿病应忌用坚硬食物（腰果、花生等）、油煎、生冷类食物；风寒感冒、湿温类病症忌油腻酸涩类食物等。

中药汤剂是由多味药物组成的，其化学成分较为复杂，所以上述所说的禁用食品，在服用中药汤剂期间，不要轻易服用。但对饮食禁忌也不能完全绝对化，若了解具体病情，并熟知用药，就能够具体分析服药期间的饮食禁忌。如葱为刺激性食物，但从中医角度来讲，葱白是一味中药，《神农本草经》中记载："主伤寒寒热，出汗中风，面目肿。"其性味辛温，功能通阳宣痹，发汗解毒，故对外感风寒的表证，食用葱是有益无害的。再如水肿病人需要忌盐，但长期忌盐可能会因为缺钠而引起低钠血症，进一步加重病情，所以忌盐也应该酌情处理。

二、服用西药期间饮食禁忌

服药时忌口多指服用中药时的饮食禁忌，随着现在西药药理学和药物化学的不断发展，人们从多年的临床实践经验得出，不仅口服中药的时候需要忌口，同样的，口服西药也需要忌口。

常见口服西药与禁忌饮食的不良反应有酪胺反应：单胺氧化酶抑制剂类降压药物（如优降宁）不能与酪胺食品（如干酪、酸牛奶、酒、腌鱼、香肠、巧克力等）同食，否则会引起高血压危象和脑出血；戒酒硫样反应：头孢类药物与酒类同食会使血压降低，呼吸困难，恶心呕吐，口苦并有金属味道；低血糖反应：降糖药物不宜与酒类同食，易引起心慌、出汗、饥饿、面色苍白、四肢发凉，甚至头晕、眼花、抽搐、昏迷等；络合反应：四环素族药物（包括四环素、土霉素、盐酸多西环素等）与含钙、铁、镁的食物同食会降低机体对药物成分的吸收和利用。

此外，还有很多需要注意的饮食禁忌，如在服用激素类及抗凝血药时也忌食动物肝脏，以免药物失效。服用红霉素时应忌食酸性食物与饮料等。这些饮食禁忌都需要我们在服药期间多加注意，一方面不至于引起身体上的不适，另一方面能够尽快使病情得到满意的控制。

第四节 孕期及产后的饮食禁忌

随着科技的进步，生活质量的提高，在孕期及产后这两个比较特殊的生理阶段，人们对孕妇及产妇的饮食调养更加重视。现今，科技先进，技术发达，人们在冬天便能食用到夏季的水果，而各式各样的营养补品更是多的让人目不暇接。那么该如何为孕妇及产妇选择合适的补品呢？又有哪些食物是她们不适合食用的呢？如下为您解答。

一、孕期的饮食禁忌

中医学认为，在妊娠期间，母体的脏腑经络之血注于冲任经脉，以养胎元。《千金方·养胎论》中指出："旧说凡受胎三月，逐物变化，禀质未定。"《古今图书集成·人事典三五卷》也记载："儿在胎，日月未满，阴阳未备，脏腑骨节皆未足，故自初迄于将产，饮食居处皆有禁忌。妊娠食羊肝令子多厄，食山羊令子多病；妊娠食驴马肉令延月，食驴肉难产；妊娠食鸡子及干鲤鱼令子多疮；妊娠食鸡肉糯米，令子多寸白虫；妊娠食椹并鸡子令子倒出心寒；妊娠食雀肉并豆腐，令子满面黯黑子；妊娠食雀肉并酒，令子心淫乱不畏羞耻；妊娠食鳖令子短项；妊娠食冰浆绝胎。"《格致余论》曰："儿之在胎，与母同体，得热则俱热，得寒则俱寒，病则俱病，安则俱安，母之饮食，尤当缜密。"以上这些古籍告诉我们，女性在怀孕期间应该合理膳食，保证生活规律，起居有节。孕期常见的禁用食物：①活血类食物，如桃仁、山楂、山慈菇、蟹爪等，《本草纲目》说蟹爪"能堕生胎，下死胎。"《随息居饮食谱》说："慈菇功专破血、通淋、滑胎、利窍。"②滑利类食品，如冬葵叶、苋菜、马齿苋、茄子、荸荠、薏苡仁、木耳等，《时病论》："清肠之槐花，去寒之姜、桂，利湿之米仁，皆为犯胎之品，最易误投，医者不可不敬惧乎。"《本草求真》曰："茄味甘气寒，质滑而利，孕妇食之，尤见其害。"《随息居饮食谱》说薏苡仁"性专达下，孕妇忌之"。③大辛大热类食品，如肉桂、干姜、花椒、胡椒、辣椒，及生姜、大蒜、羊肉、雀肉、鳗鲡鱼等，《随息居饮食谱》说花椒"多食动火堕胎"，说胡椒"多食动火燥液，耗气伤阴，破血堕胎……故孕妇忌之"。④饮料酒类食物，如烈性白酒、红酒、啤酒、碳酸饮料等，《妇人规》指出："盖胎种先天之气，极宜清楚，极宜充实，而酒性淫热，非惟乱性，亦且乱精。精为酒乱，则湿热其半，真精其半耳。精不充实，则胎元不固，精多湿热，则他日痘疹、惊风、脾败之类，率已受造于此矣。故凡欲择期布种者，必宜先有所慎，与其多饮，不如少饮；与其少饮，犹不如不饮。"

妊娠期间，凡是有破血破气，软坚散结作用的食物均应禁用。这一阶段，母体多表现为阴虚阳亢的状态，宜多食甘平清淡、滋养气血之品，且应饥饱有度。对于甘平清淡的说法，古籍中早有记载，如《达生编》中列出妊妇饮食的三宜三忌："饮食宜淡薄，不宜肥浓；宜轻清，不宜重浊；宜甘平，不宜辛热。"而在《妇人秘科·养胎》中也有相应记载："妇人受胎之后，最宜调饮食，淡滋味，避寒暑，常得清纯和平之气，以养其胎，则胎元完固，产子无疾。今为妇者，喜啖辛酸、煎炒、肥甘、生冷之物，不知禁口，所以脾胃受伤，胎则易堕，寒热交杂，子亦多疾。况多食酸则伤肝，多食苦则伤心。多食甘则伤脾，多食辛则伤肺，多食咸则伤肾，随其食物，伤其脏气，血气筋骨失其所养，子病自此生矣。"另一方面，应该饥饱有度，在《医学正传·小儿总论》中提到："夫小儿之在胎，母饥亦饥，母饱亦饱……皆能令子受患。"宋代的《小儿病源方论》中言："富贵之家，居于奥室，怀孕妇女，饥则食辛酸咸辣，无所不食，饱则恣意坐卧……所以腹中之日，胎受软弱，儿生之后，少有坚实者。"

二、产褥期及哺乳期的饮食禁忌

产褥期即俗称的"坐月子"，在这个时期妇女因分娩后体质虚弱，气血亏虚，加之还需要哺乳，分泌大量的乳汁，在饮食上要多食用些补益气血而又有利于泌乳的食物。同时，忌用对产妇健康不利及有碍泌乳的食品。

1–忌食寒凉生冷食物

由于分娩后身体气血亏虚，故应该多食用一些温补的食物，以利于气血的恢复。如果生产后进食寒性、生冷的食物，不利于气血的运行，有碍产后恶露的排出和瘀血的去除，同时也会损伤脾胃，导致脾胃消化吸收功能障碍。常见食物有如西瓜、香蕉、梨、枇杷、橙子、柿子、甜瓜、苦瓜等瓜果类食物，黄瓜、茄子、芹菜、茭白、苋菜、小白菜、西红柿等偏凉的蔬菜类食物，以及蛤、蚌、螃蟹、牡蛎肉、生鱼、生虾、海蜇、鳖、海带、紫菜、海藻等海产品；另外也要避免食用绿豆、蘑菇、菊花、茶叶、薏苡仁、芦根以及冷饭、冷饮、冰冷食物等。

2–忌食辛辣刺激性食物

辛辣刺激食物容易伤津耗气，不利于气血的恢复，容易导致便秘，会影响睡眠及肠胃功能，同时对婴儿也是不利的。常见食物有如辣椒、花椒、胡椒、桂皮、八角、小茴香、葱、蒜、韭菜、生姜、酒、浓茶、咖啡等。

3–忌食酸涩收敛食物

孕妇生产后，瘀血内阻，不宜进食酸涩收敛类食物，以免阻滞血行，不利于恶露排出。常见有如乌梅、莲子、柿子、南瓜等。

4 – 忌食过咸食物

过咸的食物，含盐分多，盐中的钠可引起水潴留，严重时会造成水肿。但也不可不食用盐，产妇在产后尿多、汗多，盐分会随之排出，需要补充一定量的盐来维持水电解质的平衡。常见有腌制品类食物。

5 – 忌食过硬、不易消化的食物

产妇产后身体虚弱，胃肠功能亦较弱，而且运动量较小，坚硬不易消化的食物不利于产妇消化、吸收，易导致恢复较差，有时还会导致消化不良。如坚果、肉干、油炸、油煎类等食物。

6 – 忌食回乳的食物

妇女生产后进入哺乳期，应该多食下乳的食物，以利于乳汁分泌，从而满足婴儿的饮食需求。若食用回乳之品，不利于产妇身体的恢复，而且不能喂养婴儿。《滇南本草》中记载："麦芽，治妇人奶乳不收，乳汁不止。"所以麦芽、啤酒这些麦芽制品是不能食用的。

此外，产妇饮食还不宜过饱，产后身体虚弱，脾胃功能也较弱，所以要少食多餐，不仅不会增加脾胃的负担，还可以增强营养的吸收。产后妇女身体发胖，但产后所增重量主要为水分和脂肪，而泌乳及产妇本身的恢复都需要营养，所以不可节食。据报道，产妇应多吃一些含钙丰富的食物，每天要从食物中获得2800千卡以上的热量，以满足自身和哺乳的需要。如果是为了恢复体形，可以适当增加运动量，做些健美操，以消耗多余热量，切不可盲目节食。

中医认为"产后必虚"。此时要注意产妇营养的补充，宜多食用些滋阴养血的食物，汤补最好，忌用辛燥伤阴耗血、寒性生冷的食物。《饮膳正要》提出："母勿太寒乳之，母勿太热乳之，……乳母忌食寒凉发病之物。"而《保婴家秘》也提到："乳子之母当节饮食，慎七情，调六气，养太和。因母强则子强，母病则子病，故保婴者必先保母，一切酒、面、肥甘、热物、瓜果、生冷寒物皆当禁之。"总之，药食同源，且食物也具有四气五味和升降沉浮的特性，饮食在女子怀孕及产后的护理方面起着至关重要的作用，注意饮食禁忌，制定正确的饮食计划，对于产妇身体康复是有重要意义的。

第三章 二十四节气食物分类

第一节 春季食疗篇

一、立春节气特点及养生食材

立春是二十四节气中的第1个节气，也是一年中的第1个节气，一般在公历2月4日前后。我国古代将立春分为三候："一候东风解冻，二候蜇虫始振，三候鱼陟负冰。"立春时节，乍暖还寒，气温波动较大，多风，体感温度仍然较低。

立春的饮食调养需要关注阳气生发的特性。《素问•脏气法时论》云："肝主春，……肝苦急，急食甘以缓之，……肝欲散，急食辛以散之，用辛补之，酸泻之。"酸入肝，具有收敛之性，有碍阳气生发及肝气疏泄，由此可见，立春应少食具酸味食物，辛甘发散之品可以多食，如韭菜、香菜、芥菜、洋葱、百合、龙眼肉、银耳、荸荠等。推荐食用白萝卜，中医理论认为白萝卜生食辛甘而性凉，熟食味甘性平，有顺气宽中、生津解毒功效。常吃白萝卜既可缓解春困，亦可理气祛痰止咳。

（一）推荐食材

◎荸荠

荸荠又称马蹄，皮色紫黑，肉质洁白，味甜多汁，清脆可口，有"地下雪梨"之美誉，北方称为"江南人参"，既可做水果生吃，又可做蔬菜食用，是大众喜爱的时令之品。

性　味：甘，寒。

归　经：入肺、胃经。

功　效：清心泻火、润肺凉肝、消食化痰、利尿明目。可用于辅助治疗黄疸、痢疾、小儿麻痹、便秘等疾病。荸荠含有一种抗菌成分，对降低血压有一定效果，这种成分还对癌症有防治作用。

（1）呼吸道疾患。鲜荸荠具有防治流行性脑脊髓膜炎、百日咳、麻疹及急性咽喉炎的效果。

（2）润肠通便，利尿排淋。荸荠含有粗蛋白、淀粉，能促进大肠蠕动，临床上常用于治疗热邪引起的食积痞满和大便燥结等；荸荠水煎液能利尿通淋，是尿道感染患者的食疗佳品。

（3）糖尿病。荸荠质嫩多，可生津止渴，对糖尿病患者有一定的辅助治疗作用。

（4）清肺化痰。荸荠性甘、寒，能清肺热，又富含黏液质，有生津润肺化痰作用，故能清化痰热，治疗肺热咳嗽，咳吐黄黏浓痰等症。

（5）功能性子宫出血。对于功能性子宫出血患者，采用荸荠和荠菜进行药膳食疗有良好效果。

◎核桃仁

核桃仁为胡桃核内的果肉，又名胡桃仁、胡桃肉。

性　味：甘，温。

归　经：肺、肾、大肠经。

功　效：温肺定喘，涩精固肾，润肠通便。可用治肾虚喘嗽，腰痛脚弱，阳痿，遗精，小便频数，石淋，大便燥结等。

（1）强体补虚，提供营养。动物实验证实，含胡桃油的混合脂肪饮食，可增长体重，增加血清白蛋白。

（2）健脑防衰。核桃仁具有蛋白质及人体营养必需的不饱和脂肪酸，这些成分皆为大脑组织细胞代谢的重要物质，能滋养脑细胞，增强脑功能。

（3）净化血液，降低胆固醇。核桃仁可以有效降低肠道吸收胆固醇程度，并可使胆固醇溶解，净化血液提供给人体更好的新鲜血液。

（4）滋阴润燥。核桃仁含有大量维生素E，经常食用有润肺、黑发的作用，还可用于肠燥便秘的大便难解。

◎白萝卜

白萝卜为一种常见的蔬菜，生食熟食均可，其味略带辛辣味，《本草纲目》称之为"蔬中最有利者"。

性　味：辛甘，凉。

归　经：肺、胃、大肠经。

功　效：清热生津、凉血止血、消食化滞。

（1）增强机体免疫功能。白萝卜具有丰富的维生素C和微量元素锌，可有效提高机体的免疫功能及抗病能力。

（2）促进胃肠蠕动。白萝卜中具有芥子油，能够促进胃肠蠕动，有助于消化。

（3）促进营养物质吸收。白萝卜中的淀粉酶能分解食物中的淀粉、脂肪，使之得到充分地吸收。

（4）抗癌防癌。白萝卜含有木质素，可以增强巨噬细胞的活力，助其吞噬癌细胞。同时，白萝卜含酶丰富，可有效分解致癌的亚硝酸胺。

（二）推荐药膳

◎荸荠圆子

合肥人用荸荠做圆子，甘甜清脆，并以此消食。南宋词人姜夔曾在合肥赤阑桥一带憩住，合肥有艺女姐妹，与姜夔朝夕相伴，结下深厚情谊。姜夔喜生食荸荠，艺女姐妹却以荸荠做圆子，劝其熟食，深得姜夔喜爱，因而姜夔留下"赤阑桥西姐妹花，荸荠制圆味尤佳"的诗句。

原　　料：荸荠、猪油、青椒红椒（切丝）、鸡蛋清、淀粉、白糖、蜂蜜等。

做　　法：1. 荸荠去皮洗净，拍碎后剁成细末，加入干淀粉、鸡蛋清搅拌均匀，即成荸荠泥；猪油、青椒红椒丝均剁细，加入白糖100g，和匀，即成馅心。

2. 取一份荸荠泥，包入一份馅心，再搓成直径约2cm的圆子，依法制完待用。

3. 炒锅置火上，放入少许花生油烧热，将圆子下入锅中，进行煎炸，并用手勺将圆子逐个按成扁圆形，待煎至两面金黄时，再倒入剩余的花生油，用小火将圆子炸熟后捞出。

4. 净锅重上火，放入少许油烧热，下入白糖25g，熬至能拔出丝来时，再加入蜂蜜及少许水，下入炸好的圆子裹入味，最后用湿淀粉勾浓芡，滴入香油，起锅装盘即成。

◎琥珀桃仁

核桃仁中的磷脂，对脑神经有良好的保护作用，所以被称为"健脑果"。核桃仁具有不饱和脂肪酸，对动脉粥样硬化具有较好的防治效果。核桃仁中含有锌、锰、铬等人体必需的微量元素，可以促进葡萄糖的利用、增加胆固醇代谢，具有保护心血管的功能。核桃仁同时兼具镇咳平喘功效，慢性气管炎和支气管哮喘患者食用疗效甚佳。

原　　料：核桃仁、白糖、水。

做　　法：1. 核桃仁放在烤盘内，180℃，烤约5分钟。没有烤箱，可以用油煸炒至变色。

2. 白糖和清水放入锅内，大火烧开，转小火慢慢熬煮。

3. 白糖水一开始是小气泡，之后慢慢变成大气泡，颜色也慢慢变深。

4. 糖熬制的方法可以通过筷子蘸取品尝来判断。一开始，糖会迅速溶解在水中，肯定不行；再过会，糖会凝固，但是品尝起来会拉丝，粘牙，这个时候也不行；再过一会，筷子插入水中捞出，糖稀迅速结晶，品尝有硬脆的感觉，那么糖就熬好了。

5. 糖稀熬制完成后，迅速将核桃仁倒入锅内，翻炒，使核桃仁裹满糖稀，出锅装盘即可。

◎萝卜鲜贝粉丝汤

用白萝卜同粉丝、扇贝一同炖汤，口感清淡，鲜美爽口，属于十分普遍的家常菜。白萝卜的营养价值自古以来就被广泛肯定，所含的多种营养成分能增强人体的免疫力。白萝卜含有的多种微量元素能够有效诱导人体自身产生干扰素，起到抗癌防癌的效果。同时，白萝卜中的芥子油和膳食纤维可有效促进胃肠蠕动，使体内废物排出。常吃白萝卜可以降低血脂、软化血管、稳定血压，对冠心病、动脉硬化、胆石症等疾病均有较好的防治作用。

原　料：白萝卜、粉丝、扇贝、鸡蛋。

做　法：1. 白萝卜切丝，待用。

2. 锅烧干后，依次加入花生油、葱、姜、蒜翻炒出香味。

3. 扇贝肉入锅翻炒至3成熟。

4. 再将白萝卜丝入锅翻炒，加入白醋、浦源鱼露（味道鲜美，色泽清淡）。

5. 加入开水及粉丝，盖锅盖煮沸即可。

二、雨水节气特点及养生食材

雨水节气是二十四节气中的第2个节气，在每年公历2月19日前后。此时，气温回升、冰雪融化、降水增多，故取名为雨水。雨水节气前后，万物萌动，春天就要到了。如在《逸周书》中就有雨水节后"鸿雁来""草木萌动"等物候记载。雨水节气过后，我国大部分地区已无严寒，也不多雪，开始下雨，雨量渐渐增多。但此时冷空气活动仍很频繁，不时会有寒潮出现。

唐代药王孙思邈认为："春日宜省酸增甘，以养脾气。"雨水节气宜少吃酸、多吃甜味食物以养脾。中医认为，春季与五脏中的肝脏相对应，人在春季肝气容易过旺，太过则克己之所胜，肝木旺则克脾土，影响脾胃，妨碍食物的正常消化吸收。因此，雨水节气要特别注意补脾。甘味食物能补脾，而酸味入肝，其性收敛，多吃不利于春天阳气生发和肝气疏泄，使本来就偏旺的肝气更旺，对脾胃造成更大伤害。故雨水饮食宜省酸增甘，多吃甘味食物，如山药、大枣、小米、糯米、薏苡仁、豇豆、扁豆、黄豆、胡萝卜、芋头、红薯、土豆、南瓜、龙眼肉、板栗等；少吃酸味食物如乌梅、酸梅等。同时宜少食生冷油腻之物，以顾护脾胃阳气。

雨水节气还应适当多喝粥以养脾胃。粥被古人誉为"天下第一补人之物"。粥以米为主，以水为辅，水米交融，不仅香甜可口，便于消化吸收，而且能补脾养胃、去浊生清。唐代孙思邈《备急千金要方》中记载："春时宜食粥，有三方：一曰地黄粥，以补虚。取地黄捣汁，待粥半熟，以下汁。复用棉包花椒 50 粒，生姜一片同煮，粥熟，去棉包，再下熟羊肾一具，碎切成条，如韭叶大，加少许食盐食之。二曰防风粥，以去四肢风。取防风一大份，煎汤煮粥。三曰紫苏粥，取紫苏炒微黄香，煎汤汁作粥。"除以上三款粥以外，还可常食扁豆大枣粥、山药粥、板栗龙眼粥等。另外，雨水时天气逐渐转暖，早晚温差较大，风邪渐增，风多物燥，人体易出现皮肤脱皮、口舌干燥、嘴唇干裂等现象，故此时应多吃新鲜蔬菜、水果以补充水分。

（一）推荐食材

◎黑米

黑米俗称"药米""长寿米"。孕妇食用补血效果极佳，因此又称"月米""补血米"等。历代帝王也把它作为宫廷养生珍品，称为"贡米"。中国民间有"逢黑必补"之说。

性　味：性平，味甘。

归　经：脾、胃经。

功　效：滋阴强肾，补脾益胃，养肝明目。经常食用黑米，有利于防治头昏目眩、贫血发白、腰膝酸软等症。对于少年白发、妇女产后虚弱、病后体虚以及贫血、肾虚均有很好的补养作用。

注意事项：黑米外部有坚韧的种皮包裹，不易煮烂，若不煮烂其营养成分未溶出，多食后易引起急性肠胃炎，因此应先浸泡一夜再煮。脾胃虚弱的小儿或老年人不宜食用。

◎空心菜

空心菜原名蕹菜，又名藤藤菜、蓊菜、通心菜、无心菜。因开白色喇叭状花其梗中心是空的，故称"空心菜"。

性　味：性寒，味甘。

归　经：心、肝、小肠、大肠经。

功　效：清热凉血，利尿，润肠通便。

（1）清热解毒。空心菜中粗纤维含量极为丰富，由纤维素、木质素和果胶等组成。果胶能使体内有毒物质加速排泄，木质素能提高巨噬细胞吞食细菌的活力，杀菌消炎，可以用治疮疡、痈疖等。

（2）通便防癌。空心菜中的大量纤维素，可增进肠道蠕动，加速排便，对于防治便秘及减少肠道癌变有积极的作用。

（3）增强体质、洁齿防龋。空心菜中有丰富的维生素C和胡萝卜素，其维生素含量高于大白菜，这些物质有助于增强体质，防病抗病。此外，空心菜中的叶绿素，可洁齿防龋，润泽皮肤。

（4）降低血糖。紫色空心菜中因含胰岛素成分而能降低血糖，可作为糖尿病患者的食疗佳蔬。

◎虾

虾的肉或全体。

性　味：性微温，味甘、咸。

归　经：肝、脾、肾经。

功　效：补肾壮阳，开胃化痰，下乳汁。

（1）补益虚损。肉质松软，利于消化，富含营养，病后及体虚人群食用极佳。

（2）保护心血管。虾肉富含镁元素，可参与心脏调节，有效保护心血管系统，同时可以减少血液中的胆固醇含量，防止动脉粥样硬化，对预防高血压及心肌梗死也有很好的效果。

（3）通乳。虾具有较强的通乳作用，富含磷、钙，小儿、孕妇食用补益功效显著。

（4）适应时差。虾体内的虾青素有助于消除因时差反应而产生的"时差症"。

注意事项：忌与某些水果同食。虾肉富含蛋白质及钙等营养物质，与具有鞣酸的水果，如山楂、葡萄、柿子、石榴等同食，不仅会使其蛋白质营养价值降低，且鞣酸和钙离子结合形成不溶性结合物刺激肠胃，引起人体不适，出现头晕、恶心、呕吐、腹痛、腹泻等症状。与此类水果同食应至少间隔2小时。食海虾有过敏者，可用虾壳煮水口服和洗擦身体。

（二）推荐药膳

◎黑米枣糕

黑米具有滋阴补肾，补益脾胃，益气活血，养肝明目等功效。黑米枣糕配以龙眼肉和大枣，可以补心脾，益肝肾，养气血，对于体虚者有良好的滋养补益作用。

原　料：黑米、大枣、龙眼肉。

做 法： 1. 黑米130g，大枣、龙眼肉适量；黑米洗净，用清水浸泡1天，倒出多余的水，留刚刚没过米粒的水位，放入洗净的红枣和龙眼肉。

2. 大火蒸15分钟，取出，捡出大枣和龙眼肉，再将黑米放回锅中继续蒸至软烂。

3. 将蒸好的大枣和龙眼肉剪成碎粒，去掉枣核；在保鲜盒中垫一层保鲜膜，放入一部分黑米饭，压实，铺上一层大枣和龙眼肉。

4. 再放一层黑米饭，压实，再铺一层大枣和龙眼肉；最后铺一层黑米饭，压实，扣出；用刀切成小块，摆放在盘中，在每块枣糕上放一颗枸杞点缀。

◎蒜蓉空心菜

蒜蓉空心菜要掌握好火候，用火麻油，大火翻炒，味道会更好。 火麻油产自世界长寿之乡广西巴马。其含有丰富的蛋白质、不饱和脂肪酸，还有卵磷脂、亚麻酸、铁矿物等人体必需的微量元素。食之有润肠胃、滋阴补虚、助消化、明目保肝、祛病益寿之功效，且对老人便秘、高血压和高胆固醇等疾病有特殊的疗效。

原 料： 空心菜、火麻油、蒜、盐、生抽。

做 法： 1. 准备好材料，空心菜摘好洗干净，蒜米切碎。

2. 起锅，倒入2勺火麻油。

3. 放入蒜末，爆香。

4. 开大火，将空心菜倒入翻炒。

5. 等空心菜炒软后再加入食盐、生抽调味，翻炒均匀即可出锅。

◎红焖海虾

海虾富含镁元素，可参与心脏调节，有效保护心血管系统，同时可以减少血液中的胆固醇含量，防止动脉粥样硬化，对预防高血压及心肌梗死也有很好的效果。

原 料： 海虾、蚝油、蒜、葱白、老抽、辣椒、花生油。

做 法： 1. 直接烧沸水，焯海虾至变色。

2. 盛出海虾滤干水分备用；蒜瓣、葱、辣椒适量，清洗改刀备用；酱料调好配比，备用。

3. 热锅，下油入蒜瓣，辣椒油爆出味（不能吃辣的可以不放辣椒）。

4. 随后放海虾，翻炒约1分钟。

5. 加上葱白，倒入酱料一同翻炒。如果是不粘锅，可以细细翻炒入味，口感比较好。一般的炒锅就盖上锅盖焖一下，促进入味，注意不要焦锅。

6. 最后浇汁即可。

三、惊蛰节气特点及养生食材

惊蛰节气是二十四节气中的第3个节气，在每年公历3月6日前后。"惊蛰"节气春雷始鸣，惊醒了蛰伏于地下冬眠的昆虫。我国古代将惊蛰分为三候："一候桃始华，二候仓庚（黄鹂）鸣，三候鹰化为鸠。"惊蛰前后气候转暖，雨水渐多。与其他节气相比，惊蛰时的气温回升是全年最快的。

惊蛰时天气虽然有所转暖，但仍比较寒冷，宜多吃温热食物以壮阳御寒，如韭菜、洋葱、大蒜、姜等，既可祛风散寒，亦能抑制春季病菌滋生。另外，惊蛰还应遵循"春日宜省酸增甘，以养脾气"的养生原则，多吃性温味甘的食物以健脾，如黑米、糯米、燕麦、高粱等。

（一）推荐食材

◎小白菜

小白菜又称油白菜、夏菘、青菜。

性　味：性平，味甘。

归　经：肺经。

功　效：清热解烦、利尿、解毒。小白菜可以促进人体的新陈代谢，具有清肝的作用。

（1）提供营养、强身健体。小白菜为含维生素和矿物质最丰富的蔬菜之一，多食可增强机体免疫力。

（2）保持血管弹性。小白菜富含粗纤维，可与人体脂肪结合，促进胆固醇代谢物胆酸排出体外，防止动脉粥样硬化形成。

（3）延缓衰老。小白菜中含有大量的胡萝卜素，比豆类、番茄、瓜类都多，并且还有丰富的维生素C，进入人体后，增强皮肤细胞的代谢能力，防止皮肤粗糙、色素沉着，延缓衰老。

（4）防癌抗癌。小白菜中所含的维生素C，在体内形成一种"透明质酸抑制物"，可使癌细胞丧失活力，从而达到防癌的目的。此外，青菜中含有的粗纤维可促进大肠蠕动，增加大肠内毒素的排出，亦可有效防癌抗癌。

◎鸡蛋

营养丰富，其蛋白质的氨基酸比例符合人体生理需要，易被吸收，营养价值极高。

性　味：性平，味甘。

归　经：脾、肾、胃、大肠经。

功　效：补气益精，润肺利咽，养血润燥。鸡蛋是人们最常食用的滋补品，尤其适用于体质虚弱、营养不良、贫血者及婴幼儿。

（1）健脑益智。鸡蛋黄中的卵磷脂、甘油三酯、胆固醇和卵黄素，对神经系统和身体发育有很大的促进作用。卵磷脂被人体消化后，可释放出胆碱，胆碱可改善各个年龄组的记忆力。鸡蛋中的蛋白质对肝脏组织损伤有修复作用，蛋黄中的卵磷脂可促进肝细胞的再生。

（2）防治动脉硬化。美国营养学家和医学工作者用鸡蛋来防治动脉粥样硬化，他们从鸡蛋、核桃、猪肝中提取卵磷脂，每天给患心血管病的患者吃4～6汤匙。3个月后，其血清胆固醇显著下降，获得满意效果。

（3）预防癌症。鸡蛋中含有较多的维生素B_2，可以分解和氧化人体内的致癌物质。鸡蛋中的微量元素，如硒、锌等也都具有防癌作用。

（4）延缓衰老。鸡蛋含有人体几乎所有需要的营养物质，不少长寿老人的延年益寿经验之一，就是每天必食一个鸡蛋，高血压、高脂血症患者也可服用。

注意事项：高热、腹泻、肝炎、肾炎、胆石症者禁食。

◎莴苣

莴苣又名莴笋、春菜。

性　味：性凉，味甘。

归　经：胃、大肠经。

功　效：利五脏，通经脉，清胃热，清热利尿通便。

（1）开通疏利、消积下气。莴苣味道清新且略带苦味，可刺激消化酶分泌，增进食欲。其乳状浆液可增强胃液、消化腺的分泌和胆汁的分泌，从而促进各消化器官的功能，对消化功能减弱、消化道中酸性降低和便秘的病人尤其适宜。

（2）利尿通乳。莴苣钾含量远高于钠含量，有利于体内的水电解质平衡，促进排尿和乳汁的分泌。对高血压、水肿、心脏病人有一定的食疗作用。

（3）防癌抗癌。莴苣含有多种维生素和矿物质，具有调节神经系统功能的作用，其所含有机化合物中富含人体可吸收的铁元素，对缺铁性贫血病人十分有利。莴苣的热水提取物对某些癌细胞有很高的抑制率，故又可用来防癌抗癌。

（4）宽肠通便。莴苣富含植物纤维素，能够促进肠壁蠕动，对各种便秘均有较好的治疗作用。

注意事项：月经期、痛经、痛风、眼疾、腹泻者不宜食用。

（二）推荐药膳

◎开洋小白菜

小白菜性味甘平、微寒，无毒，具有清热解烦、利尿解毒的功效。小白菜中含有的钙、磷能够促进骨骼发育，加速人体新陈代谢，增强机体造血功能。它还富含维生素B_1、B_6、泛酸等，具有缓解精神紧张的功能。

原　料：小白菜、植物油、食盐、开洋（干虾仁）、黄酒、蒜。

做　法：1. 小白菜洗净切段，沥干水分，蒜拍碎备用。

2. 开洋用黄酒泡发。

3. 锅中倒油，待油开倒入小白菜加盐翻炒1分钟，加入开洋继续翻炒40秒。

4. 出锅前撒蒜末提味即可。

◎蒜泥鸡蛋

鸡蛋富含蛋白质、维生素、脂肪和钙、铁、钾等人体所需矿物质，对肝脏组织损伤具有修复效果；含有大量DHA和卵磷脂、卵黄素，有利于神经系统和身体发育；还有防癌作用。蒜泥鸡蛋食用方便且美味，是常见菜肴。

原　料：鸡蛋、黄瓜、大蒜、香油、盐。

做　法：1. 鸡蛋放入锅内煮熟。

2. 鸡蛋用冷水冲一下可以快速完整去皮，放入盘子备用。

3. 黄瓜、大蒜洗净，黄瓜切成片或者丁都可以。

4. 大蒜加少许盐，捣成蒜泥。

5. 鸡蛋放入碗内，用勺子按压、切割成小块儿，放入黄瓜、蒜泥和香油，拌匀即可。

◎莴苣两吃

莴苣富含多种维生素和矿物质，可有效调节神经系统功能，且其含有人体可吸收的铁元素，缺铁性贫血患者服用效佳。另外，莴苣的热水提取物对某些癌细胞的抑制率很高，故又可用来防癌抗癌。既可卷豆腐皮蘸酱吃，又可焯水拌着吃。

原　料：莴苣、豆腐皮、红尖椒、食盐、醋、鸡精、白糖。

做　法：1. 莴苣削去外皮，留里面嫩的部分。

2. 刨成细丝后，开水焯下，过冷水，分两份备用；干豆腐皮用开水烫一下，去除豆腥味。

3. 取一张干豆腐皮平铺，放入一份焯过水的莴苣丝，包卷起来。斜切成小段，配酱料食用；将另一份焯过水的莴苣丝，加入适量糖、醋、盐、鸡精、辣椒丝搅拌均匀，腌制片刻入味，即可食用。

四、春分节气特点及养生食材

春分，又称"日中""日夜分""仲春之月"，因这天昼夜长短平均，正当春季九十日之半，故称"春分"，适逢每年公历3月20日或21日。中国古代将春分为三候："一候元鸟至；二候雷乃发声；三候始电。"春分当日阳光直射赤道，昼夜几乎等长，至春分以后阳光直射逐渐北移，呈现昼长夜短，雨水开始增多。

春分也是一年四季中阴阳平衡、昼夜均等、寒温各半的时节，饮食上也要注意在结合个人体质的基础上，保持寒热均衡，如食鸭肉、河蟹等寒性食物时，宜同食葱、姜、酒等具有温热散寒功效的食品；在食用韭菜、大蒜等温阳食物时，最好佐些滋阴的蛋类食物同食。除此之外，春日肝旺极易伤脾，宜多食甘味的食物以柔肝健脾，如山药、大枣、菠菜、鸡肉等。

（一）推荐食材

◎芋头

芋头又名芋艿，绵甜香糯，和土豆的营养价值类似，但不含龙葵素，是一种很好的碱性食物，容易消化且不会引起中毒。彻底蒸熟或煮熟后食用。

性 味：性平，味甘、辛，有小毒。

归 经：小肠、胃经。

功 效：益胃，宽肠，通便，解毒。

（1）护齿。芋头中富含蛋白质、钙、磷、胡萝卜素、皂角苷、维生素C、B族维生素等多种成分。矿物质中氟的含量较高，具有洁齿防龋的作用，可以保护牙齿。

（2）抗癌。芋头营养价值极高，食用可有效改善人体免疫功能，可作为防治癌症的常用药膳主食。

（3）解毒。芋艿含有的一种黏液蛋白经人体吸收后能产生免疫球蛋白，具有提高机体抵抗力的功效。

（4）美容乌发。芋头为碱性食品，能中和体内积存的酸性物质，调整人体的酸碱平衡，产生美容养颜、乌黑头发的作用，还可用来防治胃酸过多症。

（5）开胃。芋头含有丰富的黏液皂素及多种微量元素，可纠正机体因微量元素缺乏导致的生理异常，亦可促进食欲，帮助消化。

注意事项：芋头生食有小毒，热食不宜过多，易引起胃肠积滞。

◎ 猪蹄

猪蹄是猪常被人食用的部位之一，有多种不同的烹调作法。猪蹄含有丰富的胶原蛋白质，脂肪含量也比肥肉低，人们把其称为"美容食品"和"类似于熊掌的美味佳肴"。

性　味：性平，味甘、咸。

归　经：脾、肾、胃经。

功　效：补虚弱，填肾精，健腰膝，美容。

（1）美容。猪蹄中的胶原蛋白在烹调过程中可转化成明胶，明胶与水结合可有效改善机体生理功能和皮肤组织细胞的储水功能，防止皮肤过早褶皱，延缓皮肤衰老。

（2）强筋。猪蹄可以辅助治疗四肢疲乏，腿部抽筋、麻木，消化道出血，失血性休克及缺血性脑病等疾患，在促进青少年生长发育和减缓中老年妇女骨质疏松方面也有一定作用。

（3）保护心脑血管。猪蹄含丰富的胶原蛋白，可加速毛皮生长，有效防治进行性肌营养不良症，改善冠心病和脑血管病患者身体状况。

◎ 香椿

香椿又名香椿芽，营养丰富，兼具食疗及药用价值，主治外感风寒、风湿痹痛、胃痛、痢疾等。

性　味：性平，味苦、涩。

归　经：肝、肾、胃经。

功　效：清热解毒，润肤明目，理气健胃，杀虫。

（1）健脾开胃。香椿含有的香椿素等挥发性芳香族有机物，具有健脾开胃，增加食欲的作用。

（2）抗衰老，滋阴补阳。香椿含有的维生素E和雌激素样物质，抗衰老和补阳滋阴效果显著，故有"黄体酮"之称。

（3）抗炎症，抗感染。香椿可清热利湿、利尿解毒，辅助治疗肠炎、痢疾、泌尿系统感染疾病效果佳。

（4）治疗蛔虫病。香椿的挥发气味可以透过蛔虫表皮，使蛔虫不能附着在肠壁上将其排出体外。

（5）增强免疫功能。香椿富含维生素C、胡萝卜素等，可增强机体的免疫功能，兼具润滑肌肤、保健美容功效。

注意事项：香椿为发物，容易诱发痼疾，有慢性疾病的患者应少食或不食。

（二）推荐药膳

◎香煎芋头糕

芋头营养价值丰富，含有蛋白质、钙、磷、胡萝卜素、皂角苷、维生素C、B族维生素等多种营养成分，可使人体的免疫功能增强，是防治肿瘤的常用药膳食材。

原　料：芋头、黏米粉、花生米、腊肠、虾米、葱白。

做　法：1. 花生米提前用温水泡1个小时，虾米洗干净，腊肠切丁，葱白切花。

2. 芋头去皮切丁，黏米粉倒入大碗内，加水搅拌成粉浆。

3. 热油锅，放葱花爆香，放虾米炒出香味。

4. 加入腊肠，炒至腊肠变透明；加芋头翻炒，炒至芋头粘锅，放盐调味；转小火，把粉浆倒进锅里，把粉浆与材料翻炒搅拌均匀。

5. 把所有食材铲进一个擦过油的大盘子里，待锅里水开后，放进去大火蒸20分钟，关火后撒上葱花蒸5分钟，用牙签插进去，拔出来很干，就证明已经熟了，否则就应该继续蒸至熟为止。

◎木瓜烧猪蹄

猪蹄含有丰富的胶原蛋白质，可延缓皮肤衰老；木瓜与猪蹄结合食用，具有舒经活络、化湿和胃之功效，适于筋脉拘急、风湿痛、关节不利、脚气肿胀等患者食用。

原　料：猪蹄、木瓜、料酒、大葱、姜、盐、鸡油。

做　法：1. 将木瓜洗净后切成薄片。

2. 猪蹄去毛后剁成4块。

3. 姜切成片，葱切成段。

4. 将木瓜、猪蹄、料酒、姜、葱一同放炖锅内，加入2500mL清水。

5. 用武火烧沸，再改用文火炖45分钟后，加盐、鸡精调味即成。

◎香椿炒鸡蛋

香椿含有丰富的维生素C、胡萝卜素等，此外香椿还具有益肠道、防治结石、养肾、缓解痛风、清火疗疹的作用。香椿炒鸡蛋制作方法简便，口味醇厚，营养价值丰富，是春分时节常见的时令菜肴。

原　料：香椿、鸡蛋、色拉油、食盐。

做　法：1. 香椿洗净，过开水焯烫30秒～1分钟，看香椿芽由红变绿即可。

2. 捞出过凉水浸泡，滤干水分。切碎，打入鸡蛋，拌匀备用。入锅前放盐。

3. 锅里热油，大火，倒入蛋液。迅速翻动，至蛋液半凝固。

4. 立刻关火，再继续翻动几下，利用余温使鸡蛋全部凝固即可，约1分钟。

五、清明节气特点及养生食材

清明乃天清地明之意，为每年4月4日或5日开始，至4月20日（或21日）结束。我国古代将清明分为三候："一候桐始华，二候田鼠化，三候虹始见。"清明过后气温逐渐升高，雨量也开始增多。清明时节人体阳气多动，向外疏发，内外阴阳失衡，气血运行波动大，情绪容易失调。

清明时节应慎食发物，如鱼、虾、蟹等水产品及牛肉、羊肉等禽畜类。此类食物极易生痰助火，食用后容易加重支气管哮喘、皮肤病、冠心病等疾患或致其复发。清明时节肝气旺盛，容易影响脾胃功能，因此可多食一些具有滋补肝脏功效的食物，如大枣、枸杞子、豆制品、动物血等。

（一）推荐食材

◎油菜

油菜为人们经常食用的营养含量丰富的蔬菜。油菜含有大量胡萝卜素和维生素C，有助于增强机体免疫能力。中医理论认为油菜具有活血化瘀的功效，对疖肿、丹毒有很好的治疗作用。另外，油菜富含植物纤维素，能促进肠道蠕动，香菇油菜同时食用，具有防治便秘的功效，口味清淡，是家常菜。

性　味：性温，味辛。

归　经：肝、脾、肺经。

功　效：散血，解毒，消肿。

（1）降脂。油菜脂肪量低，含有膳食纤维，能结合胆酸盐和食物中的胆固醇及甘油三酯并排出体外，降低血脂。

（2）消肿解毒。油菜中具有植物激素，能够使酶的形成增加，吸附排斥进入人体内的致癌物质，同时具有增强肝脏排毒功能的效果，可以用来治疗皮肤疮疖、乳痈等病。

（3）通便。油菜富含植物纤维素，能够促进肠道的蠕动，使粪便体积增加排出体外，还可起到预防肠道肿瘤的作用。

（4）补虚健体。油菜含有的胡萝卜素和维生素C可有效改善机体的免疫功能。

◎草莓

草莓营养价值丰富，被誉为"水果皇后"，富含多种人体生长发育所必需的营养物质，对儿童大有裨益。草莓中富含胡萝卜素与维生素A，可缓解夜盲症，具有维护上皮组织健康、明目养肝、促进生长发育之效。

性　　味：性凉，味甘、酸。

归　　经：脾、肺经。

功　　效：润肺生津，健脾，消暑，解热，利尿。

（1）养肝明目。草莓中所含的胡萝卜素是合成维生素A的重要物质，可明目养肝。

（2）贫血。草莓具有滋补调理功效，可用于治疗贫血及胃肠道疾患。

（3）保护心脑血管。草莓除可以预防坏血病外，对防治动脉硬化、冠心病也有较好的疗效。

（4）抗癌。草莓是鞣酸含量丰富的植物，在体内可吸附和阻止致癌化学物质的吸收，具有防癌作用。

（5）排毒。草莓中含有天冬氨酸，可以清除体内的重金属离子。

◎黄豆芽

黄豆芽是一种营养丰富，味道鲜美的蔬菜，含蛋白质、脂肪、糖、粗纤维、钙、磷、铁等营养成分。春天是维生素B_2缺乏症的多发季节，春天多吃些黄豆芽可以有效防治维生素B_2缺乏症。豆芽中所含的维生素E能保护皮肤和毛细血管，防止动脉硬化，防治老年高血压。另外，黄豆芽含维生素C，是美容食品。常吃黄豆芽能营养毛发，使头发保持乌黑光亮，对面部雀斑有较好的淡化效果。

性　　味：性平，味甘。

归　　经：脾、大肠经。

功　　效：健脾宽中，润燥消水，清热解毒，益气。

（1）补虚健体。黄豆富含蛋白质及多种人体必需的氨基酸，对提高人体免疫力具有很好的效果。

（2）预防血管硬化。黄豆中含有的卵磷脂成分可将附着在血管壁上的胆固醇去除，起到预防血管硬化，保护心脏的作用。同时，卵磷脂还具有防止肝脏内脂肪堆积的作用，可防治因肥胖而引起的脂肪肝。

（3）润肠通便。黄豆富含可溶性纤维，具有较强的通便作用。

（4）降血糖。黄豆中含有一种抑制胰酶的物质，可以用于糖尿病的保健与治疗。

（5）降血脂。黄豆中包含具有降脂作用的皂苷成分，对体重也有一定控制作用。

（6）美容养颜。黄豆中含有大豆异黄酮成分，与雌激素类似，包含的植物性雌激素具有雌激素活性，能够缓解女性围绝经期综合征症状、延迟女性体内的细胞衰老、保持皮肤弹性。

（二）推荐药膳

◎香菇油菜

油菜所含钙量极高，且其属于低脂肪蔬菜，可用来降血脂。中医认为油菜能活血化瘀，用于治疗疖肿、丹毒。

原　料：油菜、鲜香菇、盐、葱、蚝油、姜、蒜、淀粉。

做　法：1. 选择新鲜的油菜和鲜香菇清洗，把油菜从中间切开备用。

2. 炒锅中加入清水，加盐，水开后放入油菜焯熟，香菇切花刀，捞出摆盘。

3. 锅中放油，加入葱、姜、蒜爆香，放蚝油，加入香菇一起炒，加水把香菇炖熟，出锅前也可用水淀粉勾芡。

4. 把做好的香菇摆放在油菜上，再淋上香菇的汤汁即可。

◎草莓松饼

草莓中富含丰富的膳食纤维，可促进胃肠道的蠕动，促进胃肠道内的食物消化，改善便秘，预防痤疮、肠癌的发生。草莓松饼是较容易上手的甜点之一，厚实的松饼搭配醇厚的起泡奶油，加上草莓果粒的点缀，浓郁的香气中散发着一丝酸甜，口感丰富，清新甜蜜。

原　料：面粉、烘焙粉、苏打粉、食盐、蜂蜜、黄油、鸡蛋、香草、酸奶油、淡奶油、草莓块、草莓。

做　法：1. 将烤箱预热到200℃，准备12个松饼杯，在杯子内壁刷上一层黄油。准备一台搅拌机，加入面粉、烘焙粉、苏打粉和盐搅拌，再加入黄油，搅拌2分钟左右。依次加入鸡蛋和2茶匙香草，继续搅拌直到融合在一起，加入酸奶油继续搅拌，融合之后加入切块的草莓轻轻搅拌。

2. 用勺子将搅拌好的面糊舀入松饼杯中，填充杯身的3/4，然后放入烤箱烤大约14分钟，直到表面呈金黄色，烤好的松饼放置5分钟直到冷却。

3. 将奶油、蜂蜜和1茶匙香草搅拌成起泡奶油倒入裱花袋，挤上厚厚的一层奶油，黏上新鲜的草莓，即可食用。

◎干煸黄豆芽

常吃黄豆芽有健脑、抗疲劳、抗癌作用。黄豆在发芽过程中，黄豆中使人胀气的物质被分解。有些营养素也更容易被人体吸收了。黄豆芽，大家用来凉拌或是做配菜的时候居多，而用干煸的手法来做，这样做出来的黄豆芽又香又韧，不柴不涩，佐饭或者当下酒菜都是不错的选择。

原　料：黄豆芽、干辣椒、花椒、葱、姜、酱油、油、盐。

做　法：1. 黄豆芽择掉根须后洗净，沥水备用；准备好其他香料。

2. 炒锅不放油，小火，放入黄豆芽不停煸炒，直到黄豆芽逐渐变软、失去水分、略带焦黄，盛出备用。

3. 热锅温油，放入葱姜和干辣椒小火炒香；接着放入煸好的黄豆芽，转中火，翻炒，调入盐和酱油，炒匀出锅。

六、谷雨节气特点及养生食材

谷雨节气是春季的最后1个节气。在每年公历4月20日前后。谷雨前后，天气较暖，降雨量增加，适合于春季农作物的播种与生长。谷雨节气在饮食上仍需注意调养脾胃，建议少吃酸味的食物，可多进食一些甘味食物。除此之外，可以多食具有健脾祛湿功效的食物，如山药、扁豆、薏苡仁、赤小豆等。

此外，谷雨时节还忌过早食冷饮。谷雨节气气温升高较快，温度较初春明显上调，但仍未入夏，食用冷饮后极易刺激胃肠导致不适。同时，还应少吃油腻或辛辣刺激食物，保护脾胃。

（一）推荐食材

◎芥蓝

芥蓝的菜薹柔嫩、鲜脆、清甜、味鲜美，以肥嫩的花薹和嫩叶供食用，每100g芥蓝的新鲜菜薹中含水分92~93g，维生素C 51.3~68.8mg，还有相当多的矿物质，是甘蓝类蔬菜中营养比较丰富的一种。

性　味：性辛，味甘。

归　经：肺经。

功　效：利水化痰，解毒祛风，除邪热，解劳乏，清心明目。芥蓝中另一种独特的苦味成分是奎宁，能抑制过度兴奋的体温中枢，起到消暑解热作用。同时，芥蓝具有清热解毒，化痰利水功效，对肠胃热重、失眠多梦、牙龈肿痛出血等也有辅助治疗效果。

◎绿茶

绿茶是未经发酵制成的茶，保留了鲜叶的天然物质，含有的茶多酚、叶绿素、氨基酸、维生素等营养成分也较多，这些成分对防衰老、防癌、抗癌、杀菌、消炎等具有特殊效果。

性　味：性微寒，味甘、苦。

归　经：心、肺、胃经。

功　效：清热，消食，利尿，收敛，止痢，解毒。

（1）延缓衰老。茶多酚具有很强的抗氧化性和生理活性，是人体自由基的清除剂。研究证明1mg茶多酚清除对人肌体有害的过量自由基的效能相当于9μg超氧化物歧化酶，大大高于其他同类物质。

（2）抑制心血管疾病。人体的胆固醇、甘油三酯等含量高，血管内壁脂肪沉积，血管平滑肌细胞增生后形成动脉粥样硬化斑块等心血管疾病，茶多酚，尤其是茶多酚中的儿茶素及其氧化产物茶黄素等，有助于使这种斑状增生受到抑制，使纤维蛋白原降低，从而抑制动脉粥样硬化。

（3）利尿解乏。茶叶中的咖啡因可刺激肾脏，促使尿液迅速排出体外，提高肾脏的滤出率，减少有害物质在肾脏中滞留时间。咖啡因还可排除尿液中的过量乳酸，有助于使人体尽快消除疲劳。

（4）护齿明目。茶叶属碱性，对人体钙质的减少具有抑制作用，可有效预防龋齿、护齿、坚齿。茶叶中的维生素C等成分，能降低眼睛晶体混浊度，对减少眼疾、护眼明目均有积极的防治作用。

◎鲫鱼

鲫鱼肉质细嫩，营养价值很高，每100g肉含蛋白质 13g，脂肪 11g，并含有大量的钙、磷、铁等矿物质，且为通乳之佳品。

性　味：性平，味甘。

归　经：脾、胃、大肠经。

功　效：健脾开胃，益气利水，通乳除湿。

（1）保护心脑血管。鲫鱼含有的蛋白质质优、易于消化吸收，是肝肾疾病、心脑血管疾病患者的良好蛋白质来源，常食可增强抗病能力。

（2）利湿通乳。鲫鱼对脾胃虚弱、水肿、溃疡、哮喘、糖尿病患者有很好的滋补食疗效果，产后妇女炖食鲫鱼汤，可补虚通乳。

（3）滋补佳品。鲫鱼肉嫩味鲜，可做粥、汤、菜、小吃等。尤其适于做汤，鲫鱼汤不但味香汤鲜，而且具有较强的滋补作用，非常适合中老年人和病后虚弱者食用，也特别适合产妇食用。

（二）推荐药膳

◎白灼芥蓝

芥蓝中含有有机碱，能刺激人的味觉神经，增进食欲，还可加快胃肠蠕动，有益消化。芥蓝的花薹和嫩叶品质脆嫩，清淡爽脆，以炒食最佳，如白灼芥蓝等。广东人炒芥蓝的特点是要放少量豉油、糖调味，起锅前加入少量料酒，可用沸水焯熟做凉拌菜。一般人群均可食用，特别适合食欲不振、便秘、高胆固醇者。

原　料：芥蓝、葱白、红椒、植物油、蚝油、白糖、蒸鱼豉油。

做　法：1. 准备材料，芥蓝需要摘掉黄叶，根茎上的外皮削掉，洗净待用。

2. 红椒切丝，葱白切丝泡在清水里。

3. 准备蚝油、蒸鱼豉油，各取一汤匙调入小碗里，放适量的白糖拌匀。

4. 锅中烧水，放入少许的植物油、盐，水开后放入芥蓝焯水。

5. 焯水后的芥蓝装入盘里，摆上葱丝、红椒丝，将调好的料汁浇在芥蓝上。

6. 炒锅入油，放入葱丝爆香，去掉葱丝，将热油浇在芥蓝上即可。

◎绿茶酥

绿茶富含叶绿素、茶多酚、氨基酸、维生素等营养成分，可有效预防衰老，兼具防癌、抗癌、杀菌、消炎等功效。常饮绿茶能防癌、降脂和减肥，对吸烟者也可减轻其受到的尼古丁伤害。绿茶酥制作方法简便，营养丰富，将绿茶的清爽与甜点的稠厚结合起来，是日常较受人们欢迎的下午茶点。

原　料：中筋面粉、细砂糖、水、绿茶粉、豆沙、低筋面粉。

做　法：1. 将中筋面粉150g和细砂糖35g混匀，加入温水60g，加入猪油40g，揉成光滑有弹性的油皮面团。

2. 将低筋面粉100g和绿茶粉3g混匀，加入猪油45g，然后揉捏成团，这就是油酥面团。

3. 将油皮面团分成20g一个的小团，油酥面团分成15g一个的小团，各分10个。

4. 将油皮面团擀成圆形，包入油酥面团，然后压扁。

5. 用擀面杖将面团擀开成牛舌状，然后卷成筒状。然后转90°，将筒状的面团擀开成牛舌状，再卷起，10个都这样做好备用。

6. 将卷好的面团从中间切开，然后切口沾一下面粉，压扁并擀平。反过来再在其中包上豆沙，然后收口向下放在烤盘内。共计能做20个。

7. 烤箱预热200℃，烘焙20～25分钟，看到酥皮层次分明即可出炉。

◎鲫鱼豆腐汤

这是一道名菜，属于粤菜菜系，口味咸鲜可口，鲫鱼味甘性平，有健脾利湿的作用，对治疗脾胃虚弱、食少、乏力、水肿、痢疾等病症有疗效。豆腐营养丰富，蛋白质含量高，与鲫鱼同用可显著促进产后康复及乳汁分泌。

原　料：鲫鱼、豆腐、料酒、葱姜、食盐、食用油。

做　法：1. 豆腐切片，厚度5mm左右，盐水浸渍5分钟，沥干备用。

2. 去掉鲫鱼的鳞及内脏，抹上绍酒，盐腌渍10分钟。

3. 锅中放色拉油加热，爆香姜片，将鱼两面煎黄后加适量水，低火炖25分钟，再投入豆腐片，调味后下少许湿淀粉勾薄芡并撒上葱花。根据口味爱好也可撒上生菜碎末等。

第二节　夏季食疗篇

一、立夏节气特点及养生食材

立夏是指夏季的开始，每年公历的5月5日或6日。我国古代将立夏分为三候，即："一候蝼蝈鸣，二候蚯蚓出，三候王瓜生。"立夏的到来，标志着气温升高，雷雨增多，农作物生长进入旺季。立夏以后，人体阳气生发趋外，新陈代谢加速，汗出过多，气随津散，人体阳气和津液容易受损。俗话说："冬吃萝卜夏吃姜，不劳医生开药方。"姜性温，属阳，立夏吃姜有助人体阳气生发，符合中医"春夏养阳"的观点。姜可解表祛寒、化痰止咳、健脾暖胃。建议适量食鱼、瘦肉、蛋、奶和豆类等含有蛋白质较多及水果蔬菜富含维生素的食品，还可搭配一些粗粮均衡营养、加速消化。

（一）推荐食材

◎ 腐竹

腐竹由大豆蛋白膜及脂肪组成，营养价值较高且易于保存，食用起来比较方便，深受国内外消费者的青睐。腐竹在制作过程中需要经过烘干等步骤，吸收了其精华，浓缩了豆浆中的营养成分，使其富含蛋白质。

性　味：性凉，味甘。

归　经：脾、胃、大肠经。

功　效：腐竹具有良好的健脑作用，它能预防老年痴呆症的发生。此外，腐竹中所含有的磷脂、皂苷还能降低血液中胆固醇含量，有防止高脂血症、动脉硬化的效果。

注意事项：肾炎、肾功能不全患者应少吃，否则会加重病情。糖尿病、酸中毒以及痛风患者或正在服用四环素、格列本脲等药的患者也应慎食。

◎海参

海参同人参、燕窝、鱼翅齐名，是世界八大珍品之一。海参不仅是珍贵的食品，也是名贵的药材。

性　味：性温，味甘、咸。

归　经：心、脾、肺、肾经。

功　效：滋阴补肾，壮阳益精，养心润燥，补血。

（1）保护心脑血管。海参含胆固醇低，脂肪含量相对少，是典型的高蛋白、低脂肪、低胆固醇食物，对辅助治疗高血压、冠心病、肝炎等疾病具有较好效果，常食可治病强身。

（2）增强免疫功能。海参含有硫酸软骨素，有助于人体生长发育，能够延缓肌肉衰老，增强机体的免疫力。

（3）造血。海参微量元素钒的含量居各种食物之首，可以参与血液中铁的输送，增强造血功能；对再生障碍性贫血、糖尿病、胃溃疡等均有良效。

（4）抗癌。美国学者发现海参中含有海参毒素，这种化合物对多种霉菌以及某些人类癌细胞的生长和转移具有很强的抑制作用。

◎红薯

北方俗称地瓜、山芋。富含蛋白质、淀粉、果胶、纤维素、氨基酸、维生素及多种矿物质，有"长寿食品"之誉。食用红薯具有抗癌、保护心脏、治疗糖尿病及减肥等功效。

性　味：性平，味甘。

归　经：脾、胃、大肠经。

功　效：补脾益胃，通便，益气生津，润肺滑肠。

（1）养血，补中益气。红薯含有大量糖、脂肪、蛋白质、维生素及矿物质，人体容易吸收，食用红薯可防治营养不良。

（2）润肠通便。红薯蒸煮后会使部分淀粉发生变化，产生更多的食物纤维，有效刺激肠道蠕动，促进排便。切红薯时红薯皮下可见一种白色液体渗出，含有紫茉莉苷，治疗习惯性便秘效佳。

（3）增强免疫功能。红薯富含黏液蛋白，对肝脏和肾脏结缔组织萎缩有很好的防治作用，红薯中含有的钙和镁元素，对骨质疏松症也有很好的预防作用。

（4）防癌抗癌。红薯中含有的抗癌物质对防治结肠癌和乳腺癌有益，同时其还具有消除活性氧的作用，而活性氧是诱发癌症的原因之一，故红薯可显著抑制癌细胞的增殖。

（5）延缓衰老，预防动脉硬化。红薯所含黏液蛋白能保持血管壁的弹性，防止动脉粥样硬化的发生；红薯中的绿原酸，可抑制黑色素的产生，防止雀斑和老年斑的出现。

（二）推荐药膳

◎红油腐竹

腐竹又称腐皮，用清水浸泡（夏凉冬温）3~5小时即可发开。可荤、素、烧、炒、凉拌、汤食等，食之清香爽口，荤、素食别有风味。红油腐竹作为重口味的小吃凉菜，不仅风味独特，且容易下饭，是人们餐桌上的常见佐餐美食。

原　料：腐竹、芹菜、青椒、红椒、葱、姜。

做　法：1. 腐竹提前泡发，泡发腐竹的时候加少许盐，泡出来的腐竹干净完整。

2. 芹菜切丝焯水。焯水时加几滴油，可以很好地保持菜色，加几滴盐，可以提前入味儿。

3. 泡好的腐竹焯一下水，辣椒切丝，葱姜切碎，将腐竹同所有配料放在大碗中。

4. 加上生抽、盐、糖和红油，拌匀即可享用。

◎炖海参竹丝鸡

海参，既是宴席上的佳肴，又是滋补人体的珍品，其药用价值也较高。《随息居饮食谱》记载，海参能"滋阴补血，健阳润燥，调经，养胎，利产"。可见，海参有滋补肝肾、强精壮阳的作用。此外，因海参似海带、海藻等海产品，含有一定量的碘，故还有促进新陈代谢、血液流畅的作用。竹丝鸡，又称乌鸡，一直被认为是滋补上品。选用竹丝鸡搭配海参是基于竹丝鸡营养价值较高而且脂肪低于普通鸡。这道汤羹饮用时无须加盐。

原　料：海参、竹丝鸡、大枣、枸杞子、姜片。

做　法：1. 先将竹丝鸡剁成小块放入炖碗里。

2. 放入姜片、浸泡过的枸杞子、大枣，再将切成小块的发泡海参加入。

3. 注入凉开水，放入电饭锅里隔水大火炖1小时，再转小火炖1小时。

4. 停火后约半小时打开盖，即可饮用。

◎拔丝红薯

红薯含有膳食纤维、胡萝卜素、多种维生素及钾、铁、硒等10余种微量元素。红薯的营养价值很高，且其热量较低，其产生的热量大约是大米的1/3，含有的脂肪及热能均较低。吃红薯能有效阻止糖类向脂肪的转化，对减肥、健美有益。红薯富含膳食纤维，可增强胃肠蠕动，促进排便，对老年性便秘疗效甚佳。

原　料：红薯、色拉油、醋、白糖。

做　法：1. 红薯洗去泥沙后刮皮，然后切成滚刀块。

2. 锅里油烧热，下锅炸红薯，中火慢慢炸。

3. 务必将红薯炸得外脆里嫩才行，等到红薯成熟，外边一层脆壳即可捞出沥油。

4. 取一盘子，刷一层熟油。

5. 不粘锅里放1勺油，油热后放入白糖，小火慢慢熬糖。

6. 等糖全部融化并冒小泡时，加入半勺醋，慢慢熬糖。

7. 直到糖的颜色变黄，再由黄转红，这时立刻关火。

8. 将炸好的红薯放入，颠几下让红薯均匀沾上糖浆。

二、小满节气特点及养生食材

小满节气是夏季的第2个节气，在每年公历的5月20～22日之间。小满节气温度显著升高，雨水逐渐变多，闷热潮湿的天气也即将到来。我国古代将小满分为三候："一候苦菜秀；二候靡草死；三候麦秋至。"小满节气宜增加户外运动，同时注意保持心情舒畅，抑制怒火，防止发生意外。

进入小满节气后，天气愈发湿热，此时宜清淡饮食，多吃具有清热利湿作用的食物，如赤小豆、薏苡仁、绿豆、冬瓜、鲫鱼等，少食肥甘厚味，以防滋生湿热。

（一）推荐食材

◎苋菜

苋菜亦称为"凫葵""蟹菜""荇菜""苕菜"，菜身滑软，菜味浓郁，可清热润肠。俗语有云："六月苋，当鸡蛋，七月苋，金不换。"且富含膳食纤维，常食可以减肥轻身，促进排毒，防止便秘。常吃苋菜可增强体质，有"长寿菜"之称。

性　味：性凉，味甘。

归　经：肺、大肠经。

功　效：清热解毒，利尿除湿，通利大便。

（1）高携氧能力，促进造血。苋菜叶钙质含量丰富，可促进牙齿和骨骼的生长，对正常的心肌活动有较好的维持作用，可以防止肌肉痉挛。含有丰富的铁、钙和维生素K，可以促进凝血，使血红蛋白含量增加，提高携氧能力，促进造血。

（2）减肥。常食可以减肥轻身，促进排毒，防止便秘。

（3）促进儿童发育。苋菜中铁、钙含量丰富且不含草酸，所含钙、铁进入人体易被吸收利用，对小儿的生长发育有很好的促进作用，对骨折的愈合也有一定的食疗价值。

◎豆腐

豆腐营养极高，含铁、镁、钾、烟酸、铜、钙、锌、磷、叶酸、维生素B_1、卵磷脂和维生素B_6等。豆腐里的高氨基酸和蛋白质含量使之成为谷物很好的补充食品。豆腐脂肪的78%是不饱和脂肪酸并且不含有胆固醇，素有"植物肉"之美称。两小块豆腐，即可满足一个人一天钙的需要量。

性　味：性凉，味甘、淡。

归　经：脾、肺、大肠经。

功　效：益中气，和脾胃，健脾利湿，清肺。

（1）调节雌激素。豆腐内含植物雌激素，能保护血管内皮细胞不被氧化破坏，常食可减轻血管系统的破坏，预防骨质疏松、乳腺癌和前列腺癌的发生，常食对围绝经期妇女有益。

（2）健脑。豆腐含有丰富的大豆卵磷脂，对神经、血管、大脑的生长发育有益。

（3）保护心脑血管。大豆蛋白具有降低血脂的作用，可以有效预防心血管疾病。

（4）美容。豆腐可使肌肤更加细腻，对病后调养、减肥者很有好处。

◎薏苡仁

薏苡仁又称薏米，被誉为"世界禾本科植物之王"，容易被消化吸收，可广泛用于滋补和医疗中，炒后食用健脾祛湿功用更佳。

性　味：性微寒，味甘、淡。

归　经：脾、肺、胃经。

功　效：健脾利水除痹，清热排脓除湿热。

（1）滋补。薏苡仁因含有多种维生素和矿物质，有促进新陈代谢和减少胃肠负担的作用，可作为病中或病后体弱患者的补益食品。

（2）助消化利尿。经常食用薏苡仁食品对慢性肠炎、消化不良等疾患有效果。薏苡仁能增强肾功能，并有清热利尿作用，因此对浮肿病人有一定疗效。

（3）防癌抗癌。薏苡仁中所含硒元素，能有效抑制癌细胞的增殖，可用于胃癌、子宫颈癌的辅助治疗；健康人常吃薏苡仁，能使身体轻捷，减少肿瘤发病几率。

（4）美容。薏苡仁中含有一定的维生素E，是一种美容食品，常食可以保持人体皮肤光泽细腻，消除粉刺、色斑，改善肤色，并且它对于由病毒感染引起的赘疣等有一定的治疗作用。

（5）治脚气。薏苡仁中含有丰富的维生素B，对防治脚气病十分有益。

（二）推荐药膳

◎苋菜凉皮

苋菜叶富含易被人体吸收的钙质，对牙齿和骨骼的生长可起到促进作用，并能维持正常的心肌活动，防止肌肉痉挛。进入小满时节，天气逐渐转热，凉皮成为餐桌上备受欢迎的食物，将富有营养的苋菜融入好吃快捷的凉皮中，既能满足健康养生需求，又能满足人们的口味需求，可谓一举两得。

原　料： 高筋面粉、苋菜、黄瓜、鸡蛋、食盐、酱油、醋、鸡精、芝麻油、白糖、辣椒油、调和油。

做　法： 1. 苋菜洗净沥干水分，锅里烧少量开水，把苋菜放入，稍微一烫即可关火。

2. 挤干苋菜，这时挤出的水的颜色是洋红色。

3. 苋菜汁加面粉，启动和面程序。

4. 和好的面饧半个小时，再手工揉一次，继续饧20分钟。

5. 洗面：接一盆清水，把面团放入，然后搓洗，直到水变得很红很浓稠，再用筛网过滤，把渣子过滤掉。

6. 将面浆冷藏沉淀4小时以上，其间不要随意摇晃。直到水与淀粉分层，小心地将上面沉淀出的水分倒掉。

7. 将蒸盘底刷一层油，舀一勺面浆倒入，晃动一下，均匀摊开；放入烧开水的锅中，蒸两三分钟后取出。

8. 将蒸盘放入冷水盆中，隔水降温至不烫手时，面皮就很容易取下了。

9. 依次做完所有的面浆即可。

10. 煎锅放少量油，将蛋液倒入煎蛋皮，蛋皮切丝，黄瓜切丝。用酱油、醋、白糖、麻油、鸡精、盐调成一碗汁。黄瓜铺底，放入凉皮和蛋皮，淋上辣椒油，拌好调味汁即可。

◎飘香豆腐

豆腐营养丰富，尤其富含氨基酸和蛋白质，具有补益清热作用，常食可补中益气，生津止渴。口臭口渴、肠胃热盛者食用效佳，对热病后恢复期患者有很好的调养作用。

原　料： 内酯豆腐、猪肉末、油、盐、郫县豆瓣酱、料酒、生抽、葱、姜、蒜、高汤、水淀粉。

做　法：1. 将内酯豆腐小心从盒中取出，切成薄厚一致的片状。

2. 将豆腐摆在盘中，上锅蒸2分钟。

3. 锅中倒入油，放入郫县豆瓣酱翻炒。

4. 炒出红油后，放入猪肉末，倒入料酒、生抽，同时放入葱、姜、蒜。

5. 加入高汤炖煮2分钟。

6. 最后用水淀粉勾芡，将锅中的酱汁倒在豆腐上。

◎薏苡仁汤

薏苡仁味甘、淡，微甜，营养丰富，入药有健脾、利尿、清热、镇咳之效。薏苡仁汤采用煲汤的手法，将猪脊骨与薏苡仁中的营养成分充分熬煮到高汤中，不仅美味，营养价值更是加倍。

原　料：猪脊骨、蜜枣、薏苡仁、菜干、食盐、姜、料酒、醋、枸杞子、水。

做　法：1. 取菜干一把、蜜枣两粒、薏苡仁小半碗。

2. 将菜干浸泡半小时，展开所有叶片，清洗干净，蜜枣和薏苡仁过水洗净。

3. 猪脊骨洗净后凉水入锅焯水，煮至大量血沫浮起。

4. 用筷子逐个夹出骨头，注意避开血沫，放入烧开的砂煲中。

5. 依次放入薏苡仁、蜜枣和泡好的菜干。

6. 放入一块拍散的姜，加少量料酒和数滴香醋。大火煮开后，转小火煲1.5小时，加少量盐和枸杞子，继续煲5分钟关火即可。

三、芒种节气特点及养生食材

芒种是夏季的第 3 个节气，适逢每年公历的 6 月 5 日左右。我国古代将芒种分为三候："一候螳螂生；二候鹏始鸣；三候反舌无声。"芒种时节气候湿热，应穿透气性好、吸水性强的衣服。芒种时天气炎热，人体出汗较多，应多喝水以补充丢失的水分。

芒种节气饮食宜清淡。唐代著名医家孙思邈认为："常宜轻清甜淡之物，大小麦曲，粳米为佳。"元代医家朱丹溪曰："少食肉食，多食谷蔬菜果，自然冲和之味。"因坚果易使体内生热，因此芒种时节宜少吃。

（一）推荐食材

◎茭白

古人称茭白为"菰"。在唐代以前，茭白被当作粮食作物栽培，它的种子叫菰米或雕胡，是"六谷"（稌、黍、稷、粱、麦、菰）之一。菰白主要含蛋白质、脂肪、糖类、维生素B$_1$、维生素B$_2$、维生素E、微量胡萝卜素和矿物质等。嫩菰白味道鲜美，营养价值较高，容易被人体吸收。

性　味：性微寒，味甘。

归　经：脾、肺经。

功　效：祛热，生津，止渴，利尿，除湿，催乳。

（1）利尿止渴、解酒毒。菰白甘寒，性滑而利，既能利尿祛水，辅助治疗四肢浮肿、小便不利等症，又能清暑解烦而止渴，夏季食用尤为适宜，可清热通便，除烦解酒，还能解除酒毒，治酒醉不醒。

（2）补虚健体。菰白含较多的碳水化合物、蛋白质、脂肪等，能补充人体的营养物质，具有强身健体的作用。

（3）退黄疸。菰白能退黄疸，对于黄疸型肝炎有益。

◎芒果

芒果有"热带水果之王"的美称，营养价值高。芒果维生素A含量比杏还要多出1倍。维生素C的含量也超过橘子、草莓。

性　味：性凉，味甘、酸。

归　经：脾、肺、胃经。

功　效：益胃止呕，解渴利尿。

（1）抗菌消炎。芒果未成熟的果实及树皮、茎能抑制化脓球菌、大肠埃希菌等，芒果叶的提取物也同样有抑菌作用，可治疗人体皮肤、消化道感染疾病。

（2）防癌抗癌。芒果果实含芒果酮酸、异芒果醇酸等三醋酸和多酚类化合物，具有抗癌的药理作用；芒果汁还能增加胃肠蠕动，缩短粪便在结肠内停留时间。

（3）祛痰止咳。芒果中所含的芒果苷有祛痰止咳的功效，对咳嗽痰多气喘等症有辅助治疗作用。

（4）降低血脂。芒果维生素C含量高于一般水果，常食芒果可以不断补充体内维生素C的消耗，降低胆固醇、甘油三酯，有利于防治心血管疾病。

（5）改善视力。芒果的糖类及维生素含量非常丰富，尤其维生素A含量占水果之首位，具有明目的作用。

◎四季豆

四季豆，又称豆角，是餐桌上的常见蔬菜之一，有明目、消水肿的功能，主治虚寒、腹胀、久痢、痛经等病症，脚气病、脚部浮肿都可用它作为食疗之物。但是有小毒，应用清水（或加盐水）浸泡20分钟后再烹调。要烹调至熟透再食。

性　味：性平，味甘、淡。

归　经：脾、胃经。

功　效：健脾和中，化湿。

（1）开胃。四季豆富含蛋白质和多种氨基酸，常食可健脾胃，增进食欲。

（2）消暑。四季豆有消暑、清口的作用，宜夏季食用。

（3）抗癌。四季豆可激活肿瘤患者的淋巴细胞，使其产生相应的免疫抗体，抑制癌细胞的增长，达到抗肿瘤的效果。

（4）抗衰老。当人体内产生自由基过多或清除过慢时，就会加快机体衰老并诱发诸多疾病。研究表明，豆角对羟自由基有较强的清除作用，这可能与其含有较丰富的胡萝卜素、维生素E、抗坏血酸、微量元素硒有关。

（二）推荐药膳

◎油焖茭白

茭白能利水通便，对四肢浮肿、小便不利等症有较好的治疗作用。同时，亦可减肥美容，解热毒；可治疗黄疸、痢疾、目赤、乳汁不下等，夏季食用尤为适宜，可清热通便，还能解除酒毒，治酒醉不醒。

原　料：茭白、老抽、生抽、糖、盐、麻油。

做　法：1. 茭白去外皮洗净，切滚刀块。

2. 炒锅烧热放油转小火，放入茭白煸炒，上盖焖约30秒左右，翻炒一下继续焖，重复约4~5次使茭白断生表皮起皱。

3. 放适量盐，少量生抽、糖、老抽翻炒均匀，上盖焖1分钟左右上色入味，淋上麻油翻炒装盘即可。

◎芒果班戟

芒果班戟将芒果、奶油混合制成甜点，香甜而不油腻，令人食欲大开。

原　料：芒果、牛奶、鸡蛋、低筋面粉、白砂糖、鲜奶油、食用油。

做　法：1. 将牛奶倒入过筛后的面粉，搅拌均匀。

2. 将35g白砂糖加入鸡蛋，搅拌均匀至白砂糖完全溶化。

3. 面粉牛奶糊倒入鸡蛋液中，再加入油搅拌均匀，完成后过筛面糊待用。

4. 将不粘平底锅烧热，转小火，不放油，将一勺面糊倒入锅中，迅速转匀，一面煎好后翻面。以此将所有面糊做成薄面饼，大约可做8个。

5. 芒果去皮，沿核切下果肉，纵切成长条。

6. 在鲜奶油中加入40g砂糖，用搅拌器将奶油打发，直至奶油凝固。

7. 在面饼中心铺上一层奶油糊，再放一块芒果条，再铺一层奶油糊。

8. 最后将面饼包成四方形即可。

◎麻酱豆角

豆角是夏天盛产的蔬菜，对脾胃虚弱的人尤其适合。其蛋白质含量较一般蔬菜偏高，各种维生素和矿物质含量也较丰富，因此豆角也被誉为"蔬菜中的肉类"。

原　料：豆角、麻酱、蒜、盐、生抽、醋、香油。

做　法： 1. 豆角洗净切断儿。

2. 锅内放水，水开后放入几滴油和一点盐，放入豆角焯水，过凉，淋干水分备用。

3. 蒜切成末或捣成泥，豆角加盐、蒜末、醋、生抽搅拌均匀，码在盘中。

4. 麻酱太黏稠，放入两三倍的凉开水，及一点盐和半小勺香油搅拌均匀，把调好的麻酱倒在豆角上面即可。

四、夏至节气特点及养生食材

夏至，又称"夏节""夏至节"，在每年公历6月21日前后。我国古代将夏至分为三候："一候鹿角解；二候蝉始鸣；三候半夏生。"意为：鹿角开始脱落，知了鼓翼而鸣，半夏开始在沼泽或水田中出生。

夏至时节人体汗出较多，大量电解质流失。中医认为此时宜多食酸味固表，多食咸味补心。夏至最忌过食寒凉，少食即可，多则易伤脾胃，使人吐泻。西瓜、绿豆汤、乌梅汤等解渴消暑之品建议常温食用。

（一）推荐食材

◎西红柿

西红柿又叫番茄，含有的"番茄素"抑制细菌效果明显。同时，西红柿中含有丰富的抗氧化剂，具有明显的美容抗皱效果。

性　味：性微寒，味甘、酸。

归　经：肝、肺、胃经。

功　效：清热解毒，凉血平肝，生津止渴。

（1）保护血管。西红柿含有维生素和矿物质元素，对心血管具有较好的保护作用，可降低发生心脏病的风险。

（2）治疗前列腺癌。西红柿中含有抗氧化能力突出的番茄红素，可以清除自由基，保护细胞，防止脱氧核糖核酸及基因遭受破坏，延缓癌变进程。

（3）抗衰老。西红柿中富含维生素C，维生素C具有清除自由基作用，多吃西红柿可抗衰老，使皮肤保持白皙。

◎ 海蟹

蟹肉味道鲜美，《神农本草经》谓其"主胸中邪气，热结痛，㖞僻面肿"。《名医别录》谓其"解结散血，愈漆疮，养筋益气"。但蟹属凉性，胃肠病、出血症患者不宜食。

性　味：性寒，味咸。

归　经：肝、胃经。

功　效：清热解毒，补骨填髓，养筋活血。

◎ 茄子

茄子中维生素、蛋白质、脂肪、碳水化合物以及钙、铁、磷等多种营养成分丰富，食用对消化道肿瘤细胞的增殖有抑制作用。

性　味：性凉，味甘。

归　经：脾、胃、大肠经。

功　效：清热止血，消肿止痛。

（1）保护心血管。茄子中维生素P含量丰富，可以使人体细胞间的黏着力及毛细血管的弹性增强，使毛细血管的脆性及渗透性降低，微血管破裂出血得到有效防治，保持心血管的正常生理功能。

（2）防治胃癌。茄子中含有的龙葵碱，对消化系统肿瘤的增殖可以起到抑制作用，对于防治胃癌有一定效果。

（3）抗衰老。茄子含有的维生素E，能够起到防止出血和抗衰老的作用，常吃可保持血液中胆固醇水平稳定，有效延缓衰老。

注意事项：过量食用容易腹泻。

（二）推荐药膳

◎ 酿西红柿

营养丰富且制作简单。含有的苹果酸、柠檬酸和糖类，可使胃液酸度增加，有助消化，起到调整胃肠功能的作用。同时，番茄中含有果酸，能降低胆固醇含量，对高脂血症很有益处。

原　料：西红柿、鸡蛋、牛肉、牛油、洋葱、蒜、松子仁、橄榄油、面包糠、芫荽、红葱头。

做　法：1. 把西红柿洗净，挖去内里的囊。

2. 把牛肉、洋葱、芫荽、松子仁混合。打入一只鸡蛋，再放入胡椒或盐调味，最后放葱粒和橄榄油，也可加入迷迭香增加香味。可加入一些面粉增加材料稠度。

3. 在烤盘内涂上牛油，洒上蒜瓣和红葱头。

4. 把拌好的食材酿入西红柿。

5. 盖好西红柿，洒上面包糠，再涂上牛油和洒少量橄榄油和盐。

6. 把西红柿放入烤盘并烤约20分钟取出即可。

◎ 两吃梭蟹

梭子蟹肉质细嫩、洁白，富含蛋白质、脂肪及多种矿物质。梭子蟹可鲜食，或蒸，或煎，或炒，或一切两半炖豆瓣酱，或用蟹炒年糕、炒咸菜、煮豆腐，是沿海一带居民餐桌上的家常菜。

原　料：梭子蟹、虾仁、杏仁片、蛋清、西兰花、盐、味精、色拉油、生粉。

做　法：1. 洗净梭子蟹后腹面朝上放入笼中大火蒸8分钟至熟，取下蟹钳留用，剥离蟹壳挑出蟹肉、蟹黄备用。

2. 将西兰花切块，用沸水大火氽1分钟，取出备用；蟹壳沸水大火氽2分钟，取出放盘。

3. 洗净虾仁，用搅拌机搅拌成虾胶，加入3g味精、2g盐、鸡粉适量，调味后均匀分成8份，将虾胶团成球后以杏仁片包裹，插入蟹钳制成锤型，用六成热的色拉油中小火炸5分钟，成熟后出锅。

4. 用蛋清将蛋黄及蛋清调匀，加入20g色拉油，至七成热时，放入蟹肉和蟹黄，小火翻炒2分钟，加入盐、味精，勾芡后出锅并摆在西兰花上，最后放上处理好的蟹壳。

◎ 肉末茄子

茄子具有丰富的营养，包含维生素、蛋白质、脂肪以及钙、磷等多种营养成分，且富含维生素P。此外，茄子中的B族维生素可以辅助治疗痛经、慢性胃炎及肾炎水肿等。

原　料：茄子、猪肉末、葱花、油、郫县豆瓣酱、料酒、鸡精、生抽、老抽。

做　法：1. 茄子洗净切块，猪肉末倒入料酒、生抽拌匀备用。

2. 锅热油至7分熟，倒入猪肉末炒散至变色，盛出备用。

3. 锅底留油烧热，放2勺郫县豆瓣酱爆香，倒入茄子块，翻炒片刻，盖上锅盖，中火焖至茄子发软。

4. 倒入炒好的猪肉末，放一点老抽、少许鸡精，均匀翻炒1分钟，最后撒上葱花即可出锅。

五、小暑节气特点及养生食材

从每年公历的7月7日或8日开始，从字义上来讲，"暑"即"热"，说明小暑时气候炎热。我国古代将小暑分为三候，即"一候温风至，二候蟋蟀居宇，三候鹰始鸷"。小暑节气，因天气炎热又值初伏，饮食应特别注意解暑清热，可多食黄瓜、丝瓜、冬瓜、西瓜等瓜果蔬菜。可冲泡具有消暑功用的金银花、菊花和百合花，也可多食具有清热降火作用的绿豆、赤小豆和黑豆，均非常适合夏季饮用及食用。

（一）推荐食材

◎海蜇

海蜇含有丰富的胶原蛋白及多种维生素与其他活性物质，营养价值极高。

性　味：性平，味咸。

归　经：肝、肾经。

功　效：清热化痰，消积化滞，润肠通便。

（1）补碘。海蜇包含多种人体必需的营养成分，特别是碘元素充足。

（2）保护心脑血管。海蜇具有扩张血管及降低血压的作用，其含有的甘露多糖胶质对动脉粥样硬化有一定防治功效。

◎黄鳝

黄鳝一般活动于春、夏、秋三季，其肉、血、头、皮均有一定的药用价值。

性　味：性温，味甘。

归　经：肝、脾、肾经。

功　效：补中益气，养血固脱，温阳益脾，强精。

（1）健脑。鳝鱼中DHA和卵磷脂含量丰富，是人体各器官组织细胞膜的主要构成成分，而且是脑细胞必需的营养物质。

（2）血糖调节。鳝鱼中含有的"鳝鱼素"具有很好的降低血糖功效，且其脂肪含量较少，适合糖尿病患者服用。

（3）改善视力。鳝鱼维生素A含量较多，对视力具有一定的改善效果。

◎ 南瓜

南瓜明代传入中国，现南北各地广泛种植，果实作肴馔，亦可代粮食。全株各部可供药用，南瓜子含氨基酸，有清热除湿、驱虫的功效，对血吸虫有控制和杀灭的作用，藤有清热的作用，瓜蒂有安胎的功效，可根治牙痛。

性　味：性温，味甘。

归　经：脾、胃经。

功　效：补中益气，消炎解毒，止痛杀虫。

（1）解毒。南瓜中维生素和果胶含量较多，吸附性强，能与体内细菌毒素和其他有害物质结合并将其消除，从而起到解毒作用。

（2）助消化。南瓜中含有的果胶对胃肠道黏膜也有一定的保护作用，可以加速溃疡的愈合，食用对胃病患者有益。

（3）降血糖。南瓜中钴含量丰富，对人体新陈代谢具有一定的促进作用，是人体胰岛细胞必需的微量元素，糖尿病患者食用可降低血糖水平。

（4）防癌抗癌。南瓜对致癌物质亚硝胺的突变具有一定的预防作用，且可使肝、肾细胞的再生能力升高，有助于肝、肾恢复。

（5）促进生长发育。南瓜内富含的锌元素能够参与人体内核酸、蛋白质合成，能够促进人体的生长与发育。

（二）推荐药膳

◎ 凉拌海蜇皮

海蜇是一味治病良药，是很多中药处方的重要成分，对高血压、慢性支气管炎、哮喘、胃溃疡、风湿等多种疾患有很好的疗效，同时海蜇还具有消除疲劳和养颜美容等功效。中医学认为，海蜇有清热解毒、化痰软坚、降压消肿之功效。

原　料：海蜇皮、黄瓜、大蒜、香菜、盐、鸡精、醋、香油。

做　法：1. 用清水反复清洗海蜇皮，洗净后切丝，用清水浸发。

2. 海蜇皮焯水，下锅后立刻捞出并置于冷水中。

3. 黄瓜切条，大蒜捣成泥，香菜切段。

4. 混合准备好的原料，用少许香油拌匀，再加入适量盐、香醋和鸡精，拌匀。

◎ 桑寄生芦根煲黄鳝

黄鳝具有补血益气，补益虚损的功效，对虚劳咳嗽、身痒湿热等症有很好的食疗效果。夏季是吃黄鳝的好季节，用黄鳝煲汤既品尝了鳝鱼的鲜美，又保留了它的营养，可谓一举两得。桑寄生和芦根的加入，让这道黄鳝汤更适合夏季养生。

原　料： 黄鳝、桑寄生、芦根、淡菜、猪肉、生姜、盐。

做　法： 1. 将黄鳝宰杀后洗净切段，5cm左右。

2. 冷水洗净芦根、桑寄生、淡菜备用。

3. 洗净猪肉后切块。

4. 水烧开后放入黄鳝和猪肉氽烫，捞出后洗净。

5. 汤煲中加水烧开后放入准备好的食材，加盖大火加热10分钟。

6. 小火煲煮1.5小时，加入盐后即食。

◎蛋黄焗南瓜

南瓜适宜于胃病患者，含有维生素和果胶，对胃肠道黏膜具有较好的保护作用，使胃病患者的胃肠道免受粗糙食品刺激，同时对防治糖尿病、降低血糖有特殊的疗效。

原　料： 南瓜、咸蛋黄、盐、淀粉、白糖。

做　法： 1. 南瓜洗净去皮，去掉瓜瓤后切段。

2. 放入1勺盐拌匀后腌制20分钟。

3. 取出咸鸭蛋黄，压碎备用。

4. 控干南瓜水分，沾匀淀粉。

5. 锅中放油烧至五成热，放入南瓜条炸至浅黄，沥干油后捞出。

6. 另起锅，留少许底油，放入压碎的咸蛋黄，小火慢炒。

7. 翻炒咸蛋黄直至出泡沫，放入事先炸好的南瓜条，再加入适量盐和白糖，推匀后出锅。

六、大暑节气特点及养生食材

大暑节气是夏季的最后一个节气，在每年公历7月22～24日，大暑的到来标志着一年当中最热的时节已经来临。我国古代将大暑分为三候："一候腐草为萤，二候土润溽暑，三候大雨时行。"

大暑时节湿热较重，人们易腹胀纳呆，食欲不振，在饮食调养方面应该多吃一些具有燥湿健脾、益气养阴功效的食材。同时，由于大暑时节气候炎热，人体出汗较多，易致耗气伤阴。饮食上除了补充必要的水和电解质外，还需要食用一些具有益气养阴效果的食物，如百合、山药、蜂蜜、大枣等。

（一）推荐食材

◎莲藕

莲藕具有极高的药用价值，根叶果实均可入药，具有很好的滋补功效。藕粉具有消食止泻，清热开胃的效果，对内出血有一定的预防作用。

性　味：性寒，味甘。

归　经：心、脾、胃经。

功　效：清热生津，凉血散瘀，补脾开胃。

（1）清热凉血。莲藕生用性寒，清热凉血功效显著，善治热性病症。

（2）通便。莲藕具有可以结合人体胆酸盐以及食物中胆固醇、甘油三酯的黏液蛋白和膳食纤维成分，可加速胆酸盐、胆固醇、甘油三酯等从粪便排出体外。

（3）补血益气。莲藕中铁、钙等微量元素丰富，蛋白质、维生素、淀粉含量较高，补血补气功用明显，有助于提高人体抵抗力。

（4）化瘀止血。莲藕中富含具有收缩血管作用的单宁酸，可以起到止血作用。

◎冬瓜

冬瓜富含蛋白质、维生素、碳水化合物、矿物质等营养成分。

性　味：性淡，味甘。

归　经：肺、大肠、膀胱经。

功　效：清热利水，消肿解毒，生津除烦，利胆。

（1）利尿消肿。冬瓜含有丰富的维生素C，高钾低钠，高血压、肾脏病、浮肿等病患者食用均有不错的疗效。

（2）减肥。冬瓜不含脂肪，热量低，其所含丙醇二酸对糖类转化为脂肪具有很好的抑制作用，适宜减肥及健美人群服用。

（3）解暑清热。冬瓜味甘性寒，具有清热生津的功效，特别适宜夏季服用。

◎乳鸽

乳鸽是指出壳到离巢出售或留种前1个月龄内的雏鸽。乳鸽的肉厚而嫩，滋养作用较强，鸽肉滋味鲜美，肉质细嫩，富含粗蛋白质和少量无机盐等营养成分，是不可多得的食品佳肴。

性　味：性平，味甘、咸。

归　经：肝、肾经。

功　效：滋阴壮阳，养血补气，清热解毒。

（1）增强免疫功能。鸽肉的蛋白质含量高，鸽肉消化率也高，而脂肪含量较低，在兽禽动物肉食中非常适宜为人类食用。另外，鸽肉富含泛酸，可防治脱发、白发。

（2）美容。乳鸽骨内软骨素含量丰富，对皮肤细胞的活力具有一定的改善作用，可使皮肤富有弹性，血液循环得到一定程度的改善。

（3）补血。鸽肝中含有优质的胆素，对人体利用胆固醇有益，可用于防治动脉硬化，特别适合贫血人群食用。

（二）推荐药膳

◎莲藕绿豆养颜汤

莲藕内含维生素B和维生素C，是非常营养又养身的食材，而绿豆富含优质蛋白及天然膳食纤维等营养元素，食用后有助于排毒、消水肿，这道甜汤运用各项天然食材所蕴含的营养来帮助增强免疫力、减轻疲劳，从而使肌肤自然透亮。

原　料：莲藕、绿豆、大枣、枸杞子、冰糖、水。

做　法：1. 准备好所有食材：莲藕、绿豆（先泡水3小时）、大枣、枸杞子和冰糖。冰糖，在天气转凉时建议换成黑糖，并在煮甜汤时加入姜片，可以促进新陈代谢，以免畏寒。

2. 先将大枣画十字切口和枸杞子一并泡水，再将莲藕削皮切片和绿豆、冰糖按顺序放入锅内，煮好后焖10分钟即可以食用。

◎海米冬瓜

冬瓜中蛋白质、碳水化合物、维生素、矿质元素丰富，营养充足。不同产地的冬瓜营养成分略有差异。

原　料：冬瓜、海米、香葱、生姜、盐、淀粉、味精、食用油、料酒。

做　法：1. 将冬瓜削去外皮，去瓤，洗净切成片，用少许精盐腌10分钟左右，沥干水分待用；用温水将海米泡软；葱、姜洗净切末。

2. 锅内放油，烧至六成热，倒入冬瓜片，待冬瓜颜色翠绿时捞出沥油。

3. 锅内留底油，烧热，爆香葱末、姜末，加入适量水、味精、料酒、精盐和海米，烧开后放入冬瓜片，再用大火烧开，转用小火焖烧，冬瓜熟透且入味后，下水淀粉勾芡，炒匀即可。

◎玫瑰蒸乳鸽

鸽肉滋补益气，祛风解毒，易于消化，可有效补益与治疗病后体弱、神疲头晕、血虚闭经等症。在本道菜肴中乳鸽和玫瑰同用，具有活血调经，理气解郁的功用。

原　料：乳鸽、玫瑰花、枸杞子、大枣、绍酒、盐、味精、姜、葱、胡椒粉。

做　法：1. 玫瑰花去蒂，撕成瓣状，清水浸漂，沥干水分。

2. 枸杞子去杂质，果柄洗净。

3. 将大枣浸透，去核。

4. 宰杀乳鸽，去毛桩、内脏及爪，姜切片，葱切段。

5. 将乳鸽肉、玫瑰花、大枣、枸杞子、绍酒、葱、姜一同放入碗中，倒入上汤，蒸锅大火蒸35分钟后调入盐、味精、胡椒粉即成。

第三节　秋季食疗篇

一、立秋节气特点及养生食材

立秋是秋天的第1个节气，时间在公历8月7～9日之间，我国古代将立秋分为三候："一候凉风至；二候白露生；三候寒蝉鸣。"

立秋节气湿热交替，脾胃内虚，饮食不当可能会伤害到脾胃和肺。因此在秋季饮食以养肺为主，立秋节气应吃滋阴润燥的食物，可补充体内津液，起到滋润肺部的作用。立秋饮食的重要原则为"多酸少辛辣"。多吃味道酸的食物可以协助肝气上升，进而起到养肺作用。

（一）推荐食材

◎大枣

大枣有"天然维生素丸"的美誉，自古以来就被列为"五果"（栗、桃、李、杏、枣）之一。其维生素C的含量在果品中名列前茅，有"维生素王"之美称，具有补血养颜治疗失眠之功效。

性　味：性温，味甘。

归　经：心、脾经。

功　效：补中益气，养血安神。

（1）健脾益胃。脾胃虚弱、倦怠无力、腹泻的人，每日吃红枣7颗，能补中益气，健脾胃，达到增加食欲、止泻的功效。红枣和生姜、半夏同用，可缓解饮食不慎引起的胃胀、呕吐等症状。

（2）增强免疫功能。红枣含有维生素C、胡萝卜素、烟酸、核黄素、硫胺素等多种维生素，具有补养作用，能提高人体免疫功能。

（3）补气养血。红枣为补养佳品，药膳中常加入红枣可补养身体，滋润气血。

（4）养血安神。红枣和甘草、浮小麦同用（东汉张仲景名方甘麦大枣汤），可起到养血安神，疏肝解郁的功效。

（5）保护肝脏。对于急慢性肝炎、肝硬化、贫血等症有较好疗效。

◎ 山楂

被视为"长寿食品"，其有较高的营养价值和医疗价值，老年人常吃山楂制品可增强食欲，改善睡眠，保持骨骼和血液中钙的含量，预防动脉粥样硬化。

性　味：性微温，味酸、甘。

归　经：脾、胃、肝经。

功　效：消中健胃，行气散瘀，化浊降脂。用于肉食积滞，胃脘胀满，胸痹心痛，高脂血症。

（1）抗心肌缺血。山楂提取物可以保护心肌，减轻缺血再灌注导致的心肌细胞损伤。

（2）健胃消食。山楂可单味应用，消食化积，对胃肠道运动功能具有一定调节作用。

（3）降血压、降血脂。山楂有扩张外周血管并具有持久的降压作用，山楂总黄酮具有降血脂作用。

（4）抗疲劳。山楂多糖能增加耐缺氧能力，具有显著抗疲劳作用。

（5）抗肿瘤。山楂总黄酮可通过抑制肿瘤细胞DNA的生物合成，阻止瘤细胞的分裂繁殖，促进肿瘤细胞凋亡。

◎ 山药

山药块茎肥厚多汁，又甜又绵，且带黏性，生食热食皆美味。人类所需的18种氨基酸中，山药含有16种。

性　味：性平，味甘。

归　经：脾、肺、肾经。

功　效：补脾养胃，生津益肺，补肾涩精。用于脾虚食少，久泻不止，肺虚喘咳，肾虚遗精，带下，尿频，虚热消渴。

（1）补脾养胃。山药为补中益气药，临床用于治疗脾胃虚弱证，具有生肌止痛作用，还能促进皮肤溃疡面和伤口愈合，可用于胃及十二指肠溃疡。

（2）降血糖、降血脂。山药多糖增加胰岛素分泌，改善受损胰岛 β 细胞功能，并具有辅助降脂效果，可作为糖尿病和高脂血症患者的功能性食品。

（3）增强免疫功能。山药多糖可增强机体的免疫功能。

（二）推荐药膳

◎大枣龙眼粥

大枣有很强的益中气、养气血、安心神的作用。秋季如感到身体虚乏，食用大枣可改善脾胃虚弱、乏力、失眠等症状。而龙眼肉具有补心安神，补养气血的功效。两者搭配食用，有助于人体气血恢复，女性及贫血者可适量食用。

原　料： 大枣8g，龙眼肉30g，粳米120g。

做　法： 1. 将粳米放入盆中用清水淘洗干净。

2. 把龙眼肉和大枣分别放入盆中用清水洗净，大枣去核。

3. 将粳米、龙眼肉、大枣分别放入砂锅中，加适量清水。

4. 将砂锅置于武火上烧沸，再用文火慢煮30分钟左右。

5. 待米粒熟烂后用白糖调味即可。

◎山楂桂皮汤

山楂具有消肿散瘀，健胃行气，化浊降脂的功效。秋季食用有益于滋阴养阳。桂皮有暖脾胃，散风寒，通血脉的功效，有助于增脾阳，化解体内的暑湿。二者合用有开胃、生津的功效，有助于增加体内的津液，适合秋季皮肤干燥、食欲低下的人群。

原　料： 干山楂20g，桂皮12g。

做　法： 1. 用清水将山楂和桂皮冲洗干净。

2. 将山楂放入砂锅中，倒入适量清水。

3. 将砂锅置于武火上煮沸，下桂皮同煮，再度煮沸后用文火慢煮20分钟左右。

4. 待山楂煮熟后用红糖调味即可。

◎山药芡实蛋汤

山药能补脾胃，益肺肾，促进全身气血循环，有益于立秋时节调养精神。芡实具有益肾固精，补脾止泻，除湿止带的功效，可运化入侵的暑湿之气。加之莲子具有调和五脏、除湿利水的功效，可以缓解因空气潮湿引起的关节疼痛。

原　料： 山药30g，去心莲子50g，芡实30g，干银耳20g，鸡蛋2个，白糖适量。

做　法： 1. 用清水将莲子、银耳洗净，再放入盆中用清水泡发，银耳撕成小块。

2. 用清水将芡实、山药洗净。山药去皮，切成块。

3. 鸡蛋磕入碗中，打散。

4. 将山药、莲子、银耳、芡实一起放入砂锅中，倒入适量清水，用武火煮沸，再用文火慢炖30分钟左右。

5. 将鸡蛋倒入砂锅中，搅拌至蛋液成蛋丝状，用白糖调味即可。

二、处暑节气特点及养生食材

处暑是标志着暑气结束的时节，在公历8月23日左右。我国古代将处暑分为三候："一候鹰乃祭鸟；二候天地始肃；三候禾乃登。"

处暑节气处在由热转凉的交替时期，自然界的阳气由疏泄趋向收敛，人体内阴阳之气的盛衰也随之转换，此时饮食也要相应地调整。进入处暑时节，在空气中仍存有夏季遗留的暑热之气。一旦暑湿之气入侵人体，即会感到头晕、困乏、四肢无力、食欲不振。中医认为脾主运化，有除湿化湿的功能。因此处暑节气应食用具有补脾功效的食物，增强脾功能，促进暑湿之气的消除和转化。

（一）推荐食材

◎百合

百合含有维生素B、维生素C、多种生物碱，这些成分不仅具有良好的滋补功效，对秋季气候干燥而引起的多种季节性疾病也有一定的预防作用。

性　味：性寒，味甘。

归　经：心、肺经。

功　效：养阴润肺，清心安神。用于阴虚燥咳，劳嗽咯血，虚烦惊悸，失眠多梦，精神恍惚。

（1）平喘、止咳。百合可增强气管、支气管的排泌功能，起到镇咳、祛痰的作用。

（2）安神镇静。百合能缩短入睡时间，改善、提高睡眠质量，具有安神镇静、催眠的作用。

（3）抗肿瘤。百合所含的秋水仙碱可抑制癌细胞增殖，尤其对乳腺癌的抑制作用明显。同时百合中的多糖对肝癌生长有抑制作用。

◎北沙参

北沙参是临床常用的滋阴药，对于机体免疫功能有较好的改善和提高作用，能增强抗病能力。

性　味：性微寒，味甘、微苦。

归　经：肺、胃经。

功　效：养阴清肺，益胃生津。用于肺热燥咳，劳嗽痰血，胃阴不足，热病津伤，咽干口渴。

（1）增强免疫功能。北沙参含有大量多糖类成分，具有滋阴补虚作用，可增强免疫功能。

（2）保护肝脏。北沙参乙醇提取物对急性肝损伤具有一定的保护作用。

（3）保护肺部。北沙参对肺纤维化有治疗作用。

（4）抗肿瘤。北沙参中前胡素有较高的生物学活性，有镇痛、抗炎、抗肿瘤及舒张血管的功效。

◎黑木耳

黑木耳是一种营养丰富的食用菌，又称木耳、黑菜，味道鲜美，可素可荤。能益气强身，有活血效能，可养血驻颜，是我国传统的保健食品。

性　味：性平，味甘。

归　经：胃、大肠经。

功　效：补气血，止血，润肺益胃，润燥利肠，舒筋活络。

（1）降低血糖、血脂。木耳多糖可提高糖代谢酶的活性，促进周围组织对葡萄糖的摄取和利用，减少肝脏糖输出，使血糖水平下降，同时多糖成分可明显降低高脂血症患者血清游离胆固醇。

（2）抗凝血。木耳多糖可减少血小板数，降低血小板黏附率和血液黏度，降低血浆纤维蛋白原含量，升高纤溶酶活性，具有显著的抗血栓形成的作用。

（3）增强免疫功能。木耳多糖能促进巨噬细胞吞噬功能和淋巴细胞转化率，增强机体细胞免疫和体液免疫功能，对机体免疫功能有明显促进作用。

（4）抗衰老。木耳多糖能够促进机体代谢解毒功能，延长平均寿命。

（5）抗溃疡。木耳多糖能明显抑制溃疡形成，促进胃溃疡愈合。

（二）推荐药膳
◎百合炒马蹄

百合具有清肺止咳、滋阴润燥、养神安神的功效。马蹄有清热解毒、凉血生津、利尿通便、化湿去瘀的功效。两者可补肺止咳，消痰及清积食。

原　料：鲜百合240g，瘦猪肉160g，马蹄10粒，姜蓉2茶匙，糖、盐、生抽、生粉适量。

做　法：1. 鲜百合切开，用清水将百合、马蹄洗净，马蹄去皮。

2. 猪肉剁碎加入腌料，腌制15分钟。

3. 猪肉热锅翻炒，至猪肉炒熟。

4. 将百合、马蹄及姜蓉放入锅中，与猪肉炒匀。

5. 加调味料，炒至汁干即可。

◎ 沙参心肺汤

北沙参有润肺止咳、养胃生津、滋阴润燥的功效。玉竹具有滋阴润肺、生津养胃的功效，可改善秋季烦渴。猪肺具有补肺、止咳、止血的功效。猪心具有补虚、安神定惊、养心补血的功效。联合应用具有生津、润肺、祛燥的功效。在空气干燥的时候食用可以为体内补充水分。此药膳还可辅助治疗失眠、健忘等症，建议脑力劳动者食用。

原　料：北沙参15g，玉竹15g，猪肺1500g，猪心1个，细葱、精盐各适量。

做　法：1. 将沙参、玉竹用清水冲洗干净，放入干净的纱布袋中，扎好口。

2. 将猪心、猪肺对剖成两半，挤出血水，用清水冲洗干净。

3. 将猪心、猪肺、细葱一起放入纱布袋中，将布袋放入砂锅，加适量水。

4. 将砂锅置于武火上烧沸，再用文火慢炖，待猪心、猪肺烂熟。

5. 取出纱布袋，加精盐适量即可。

◎ 黑木耳炒猪肚

黑木耳可凉血止血、益气养血、健胃消食，改善因缺水导致的口干舌燥、便秘等病症。猪肚，味甘，性温，归脾、胃经，有补虚损、健脾胃的功效。此药膳可健脾和胃、补虚益气。

原　料：黑木耳25g，猪肚250g，青蒜50g，植物油、酱油、白糖、精盐、姜末、醋、陈醋、味精、淀粉适量。

做　法：1. 将黑木耳用清水洗净，切成小片。

2. 将猪肚用清水洗净，切成薄片。

3. 炒锅洗净置于火上，倒入植物油烧至七成热，下姜末爆香。

4. 投入黑木耳、猪肚片和青蒜翻炒。倒入料酒，加白糖、精盐、酱油和适量水。

5. 煮沸后，加入湿淀粉勾芡，打散后加入适量味精即可。

三、白露节气特点及养生食材

白露节气时间在公历9月8日左右，天气渐转凉。我国古代将白露分为三候："一候鸿雁来；二候玄鸟归；三候群鸟养羞。"白露是典型的秋季气候，这个节气主要是预防秋燥。中医认为燥邪伤人，容易耗伤津液，出现口干、唇干、鼻干、咽干等症状。应选取宣肺化痰、滋阴益气的膳食，可有效缓解秋燥。

（一）推荐食材

◎甜杏仁

甜杏仁含有丰富的脂肪油，有降低胆固醇的作用，可有效防治心血管系统疾病。其具有生津止渴、润肺定喘的功效，常用于肺燥喘咳等患者的保健与治疗。杏仁有南北之分，北杏仁在中国统称为杏仁，南杏仁也叫甜杏仁，微甜，这也是区分南杏仁和北杏仁的一个方法。苦杏仁主要为药用，甜杏仁用于食疗。

性　味：性平，味甘。

归　经：肺、大肠经。

功　效：滋润肺燥，止咳平喘，润肠通便。

（1）润肺。甜杏仁有清肺热的功效，能够润肺、养肺，对各种呼吸道疾病引起的咳嗽痰多、气喘有很好的作用。

（2）降低胆固醇。甜杏仁有丰富的多酚类和黄酮类成分，可降低人体内胆固醇的含量，降低心脏病的发病危险。

（3）美容养颜。能促进皮肤微循环，使皮肤红润光泽。

◎川贝母

川贝母润肺止咳的名贵中药材，不仅可起到止咳化痰功效，而且能养肺阴、宣肺、润肺而清肺热，是一味治疗久咳痰喘的良药，因此很多中成药中都有川贝母，如川贝枇杷膏等。

性　味：性微寒，味苦、甘。

归　经：肺、心经。

功　效：清热润肺，化痰止咳，散结消痈。用于肺热燥咳，干咳少痰，阴虚劳嗽，痰中带血，瘰疬，乳痈，肺痈。

（1）镇咳、祛痰。贝母的生物碱和皂苷类部分具有镇咳作用。

（2）平喘。川贝母具有明显的平喘功效，其可松弛支气管平滑肌，减轻气管、支气管痉挛，改善通气状况。

◎阿胶

阿胶又称驴皮胶。首载于《神农本草经》，被列为上品，且有"补血圣药"之称，甘平、质润，被视为血肉有情之品，在临床上的应用具有十分悠久的历史。

性　味：性平，味甘。

归　经：肺、肝、肾经。

功　效：补血滋阴，润燥，止血。用于血虚萎黄，眩晕心悸，肌痿无力，心烦不眠，虚风内动，肺燥咳嗽，劳嗽咯血，吐血尿血，便血崩漏，妊娠胎漏。

（1）抗贫血。阿胶中含有丰富的铁元素用于补血，因而可以有效治疗缺铁性贫血。

（2）保护造血系统。阿胶活性组分可有效保护骨髓造血微环境，减轻环磷酰胺对骨髓组织的损伤，保护造血组织。

（3）增强免疫功能。对年老体弱，久病体虚，易患感冒等体质下降者有较好的预防和治疗作用。

（4）抗疲劳。阿胶富含胶原蛋白、必需氨基酸等活性成分，具有缓解疲劳，提高运动耐力的作用。

（二）推荐药膳

◎杏仁鲫鱼汤

甜杏仁具有润肺平喘的功效，可用于辅助治疗咳嗽、气喘等秋季常见病。鲫鱼具有健脾开胃、益气养血、利水除湿的功效。秋季食用可以促进精微物质在脾胃运化。两者共同食用，可以消除白露时节体内燥邪，提高睡眠质量，同时可以辅助治疗少乳、水肿等病症。

原　料：活鲫鱼1条，甜杏仁20g，干燥红糖适量。

做　法：1. 用清水将甜杏仁洗净，备用。

2. 将鲫鱼宰杀后去除鱼鳞、鱼鳃、内脏，用清水冲洗干净。

3. 将鲫鱼剁成块。

4. 将鲫鱼、甜杏仁、红糖一起放入砂锅中，倒入适量清水，先用武火煮沸，再用文火慢煮至粥黏稠。

◎清蒸贝母甲鱼

川贝母能化痰止咳、清热散结，可改善咳嗽、气喘等病症。甲鱼可滋阴补虚、止泻截疟，适合秋季滋补身体。这道药膳具有滋阴养肺、养心安神、止咳化痰的功效，可以满足秋季人体对饮食的要求，并可用于辅助治疗贫血等病症。

原　料：鲜活鳖1只（约500~1000g），川贝母5g，料酒、细葱、花椒粉、味精、精盐各适量。

做　法：1. 将鳖放入盆中在温水中养1天，待其排尽废物。

2. 将鳖去除头部及内脏，用清水洗净。

3. 将鳖放入蒸钵中，放入川贝母、料酒、花椒粉、细葱、味精、精盐，以武火蒸熟即可。

◎糯米阿胶粥

阿胶可补血滋阴，润燥，止血。糯米性温，味甘，归脾、胃、肺经，具有补中益气，健脾止泻的功效。此道药膳具有滋阴润燥、补益气血的功效，秋季食用可调理五脏六腑，抵御燥邪。

原　料： 阿胶30g，糯米50～60g，红糖适量。

做　法： 1. 将糯米放入盆中，淘洗干净。

2. 将阿胶捣碎，备用。

3. 将糯米放入砂锅中，倒入清水，置于武火上烧沸。

4. 将捣碎的阿胶倒入砂锅中，用中、小火慢熬（边煮边搅拌，至阿胶融化）。

5. 待粥煮熟至黏稠后加入红糖调味即可。

四、秋分节气特点及养生食材

秋分节气时间在公历9月23日左右，这一天24小时昼夜均分，各12小时，全球无极昼极夜现象。我国古代将秋分分为三候："一候雷始收声；二候蛰虫坯户；三候水始涸。"秋分节气表示已经真正进入了秋季，人们在养生中应遵循阴阳平衡的规律，使机体保持"阴平阳秘"的原则。秋分之前有暑热的余气，故多见于温燥；秋分之后，阵阵秋风袭来，使气温逐渐下降，寒凉渐重，所以多出现凉燥。要防止凉燥，就得坚持锻炼身体，增强体质，提高抗病能力。秋季锻炼，重在益肺润燥，如练吐纳功、叩齿咽津润燥功。饮食调养方面，应多喝水，吃清润、温润的食物。

（一）推荐食材

◎黑豆

"黑豆乃肾之谷"，黑色属水，水走肾，所以肾虚之人食用黑豆非常有益，可以有效地缓解尿频、腰酸、女性白带异常及下腹部阴冷等症状。但其不适宜生吃，尤其是肠胃不好的人会出现胀气。

性　味： 性平，味甘。

归　经： 脾、肾经。

功　效： 益精明目，养血祛风，利水，解毒。用于阴虚烦渴，头晕目昏，体虚多汗，肾虚腰痛，水肿尿少，痹痛拘挛，手足麻木，药食中毒。

（1）降低胆固醇。黑豆富含异黄酮、卵磷脂，这两种成分均有降低胆固醇的作用。对老年人而言，能软化血管、滋润皮肤、延缓衰老，特别是对高血压、心脏病、动脉硬化等老年性疾病大有益处。

（2）抗衰老。黑豆中富含维生素E，可清除体内的自由基，减少皮肤皱纹，有驻颜作用。

◎黑芝麻

本品为脂麻科植物脂麻的干燥成熟种子。黑芝麻含有大量的脂肪和蛋白质，还有维生素A、维生素E等营养成分。可保肝、健胃，同时还可增加体内黑色素，有利于头发的生长。

性　味： 性平，味甘。

归　经： 肝、肾、大肠经。

功　效： 补肝肾，益精血，润肠燥。用于精血亏虚，头晕眼花，耳鸣耳聋，须发早白，病后脱发，肠燥便秘。

（1）保护心血管系统。黑芝麻中的芝麻素抑制心肌损伤，具有保护心脏作用。

（2）保护肝脏。黑芝麻中的黑色素具有保肝作用，可防治脂肪肝，对慢性肝损伤有明显的保护作用。

（3）抗氧化、抗衰老。黑芝麻能显著提高超氧化物歧化酶活性，减少自由基产生，清除老化代谢产物，延缓皮肤衰老。其富含的天然维生素E可起到润肤养颜的作用。

（4）降血压。黑芝麻中钾含量丰富，钠含量较少，钾钠含量的比例接近40：1，这对于控制血压和保持心脏健康非常重要。

（5）保护肾脏。芝麻素具有改善肾功能，保护肾脏作用，有抗氧化应激的作用。

◎板栗

板栗又名栗、栗子、风腊。板栗营养丰富，维生素C含量高于西红柿，是苹果的十几倍。板栗中的矿物质也很全面，有钾、锌、铁等，比普通水果高得多，尤其是含钾量比苹果高出3倍。

性　味： 性平，味甘。

归　经： 肝、肾、大肠经。

功　效： 补肝肾，益精血，润肠燥。用于精血亏虚，头晕眼花，耳鸣耳聋，须发早白，病后脱发，肠燥便秘、抗凝血、升高白细胞。

（二）推荐药膳

◎炖猪肉黑豆汤

黑豆具有活血利水、祛风解毒的功效，可改善风邪入体引发的头痛、四肢酸痛。猪肉有补虚、滋阴、润燥的作用，适合秋季身体虚弱的人食用。两者结合可以滋阴益气、壮体止汗。应用于阴虚、气阴两虚所致的形体消瘦、皮肤干燥、神疲乏力、心烦气短、口渴多饮、自汗盗汗、唇舌干燥等。

原　　料： 瘦猪肉200g，黑豆30g，浮小麦50g，精盐、味精各适量。

做　　法： 1. 用清水将猪肉洗净切成小块。

2. 浮小麦用细纱布袋包好扎紧。

3. 用清水把黑豆淘洗干净。

4. 将猪肉、黑豆与浮小麦药袋放入砂锅，加水适量，先用武火煮沸，后改文火慢煮。

5. 待肉熟豆烂后，加入精盐、味精适量，除去药袋即可。

◎黑芝麻粥

黑芝麻具有润肠、补肝、益肾、养发、强身体、抗衰老等功效。粳米，有补中益气、健脾和胃的作用。两者结合可以滋肾阴、养肝血、乌须发。可应用于肝肾阴血亏虚所致的形瘦体弱、头昏眼花、视物模糊、耳鸣目眩、须发早白、腰膝酸软、肢体麻木、筋脉挛急、皮肤干燥、肠燥便秘等。

原　　料： 黑芝麻30g，粳米100g。

做　　法： 1. 将黑芝麻洗净、炒熟、研碎。

2. 将粳米洗净，放入砂锅备用。

3. 将黑芝麻放入，加入清水，煮至成粥即可。

◎香菇板栗

板栗具有养胃健脾、补肾强腰之功效。香菇主治食欲减退、少气乏力。两者结合可益智补肾，提高机体免疫能力。

原　　料： 浸水泡发香菇150g，板栗200g，酱油30g，味精、香油、姜、白糖、太白粉适量。

做　　法： 1. 将香菇切片，备用。

2. 板栗用刀割开，刀入栗肉三分之一，皮壳相连，放入清水置砂锅中煮，栗壳裂开时，趁热剥去外壳和内壳，将栗肉切厚片。

3. 锅烧热放入油，将香菇、板栗片下锅炒，随即加入酱油、糖、姜末、鲜汤。烧开后，改成小火焖3分钟，再改旺火，加味精，勾芡，翻炒，淋入香油即可。

五、寒露节气特点及养生食材

寒露节气时间在公历10月8日左右，此时气温比白露时更低，地面的露水快要凝结成霜。我国古代将寒露分为三候:"一候鸿雁来宾;二候雀入大水为蛤;三候菊有黄华。"寒露节气应注意保养体内之阴气。当气候变冷时正是人体阳气收敛,阴精潜藏于内之时,故应以保养阴精为主,寒露的养生原则为"养收",饮食调养应以滋阴润燥(肺)为宜。

(一)推荐食材
◎胡萝卜

胡萝卜素有"小人参"之称。胡萝卜富含胡萝卜素、维生素B_1、维生素B_2、维生素E、花青素、钙、铁等人体所需的营养成分。

性 味: 性平,味甘。

归 经: 归心、肺、脾、胃经。

功 效: 健脾和胃,清热解毒,透疹,降气止咳。

(1)防癌。胡萝卜素可转变成维生素A,有助于增强机体的免疫功能,可有效预防上皮细胞癌变。所含木质素也能提高机体免疫功能,间接消灭癌细胞。

(2)降低血糖、血脂。胡萝卜含有降糖物质,是糖尿病人的良好食品。其所含槲皮素、山奈酚能增加冠状动脉血流量,降低血脂,改善心肌供血,是高脂血症、冠心病患者的食疗佳品。

(3)防止手脚脱皮。缺乏维生素A会引起皮肤干燥和脱皮等现象,多吃富含维生素A的胡萝卜有助于改善这种情况。

◎枸杞子

枸杞子为卫生健康委员会认定的药食同源食物,也是驰名中外的名贵中药材,早在《神农本草经》中就被列为上品,称其为"久服轻身不老、耐寒暑"。枸杞子含有多种氨基酸,并含有甜菜碱、玉蜀黍黄素、酸浆果红素等特殊营养成分,有非常好的保健功效。

性 味: 性平,味甘。

归 经: 归肝、肾经。

功 效: 滋补肝肾,益精明目。用于虚劳精亏,腰膝酸痛,眩晕耳鸣,阳痿遗精,内热消渴,血虚萎黄,目昏不明。

(1)抗衰老。正常代谢过程中产生的自由基是导致人体衰老的主要原因,枸杞子的多糖成分则是清除自由基的有效成分。

(2)调节神经和免疫系统。枸杞子的多糖成分具有调节免疫系统,保护神经元细胞免受损伤的功能。

（3）保护肝脏。枸杞子所含甜菜碱是保护肝脏的有效成分，可调节肝功能，预防肝脏组织细胞的病变，且对肝损伤具有修复作用。

（4）降低血糖、血脂。枸杞子可显著降低糖尿病患者的血糖、总胆固醇和甘油三酯水平，在改善胰岛细胞功能方面有明显的功效，同时其有利于抑制胆固醇在动脉壁的沉积，促进胆固醇的清除，从而显著改善机体的血脂和血糖代谢状况。

（5）提高生殖能力。连续服用枸杞子可使男性血清睾酮含量显著升高，同时能促进妇女排卵，提高生殖能力，对不育、不孕症均有一定效果。

◎龙眼肉

龙眼肉又名桂圆。龙眼肉中含有极其丰富的维生素C、钾、镁和铜，有补气益血之功效，对于治疗虚劳羸弱、失眠、健忘效果显著。李时珍曾说："龙眼大补"，"食品以荔枝为贵，而资益则龙眼为良。"

性　味：性温，味甘。

归　经：归心、脾经。

功　效：补益心脾，养血安神。用于气血不足，心悸怔忡，健忘失眠，血虚萎黄。

（1）抗氧化。龙眼肉提取液具有清除自由基和提高细胞免疫力的作用。

（2）抗肿瘤。龙眼多糖对S180肉瘤细胞有抑制作用，与环磷酰胺合用，能显著增强环磷酰胺的抑瘤率，并能减少其毒副作用，提示龙眼多糖可与抗肿瘤药物配伍应用。

（3）增强机体免疫功能。含丰富的葡萄糖、蔗糖及蛋白质等，含铁量也较高，可在提高热能、补充营养的同时，促进血红蛋白再生以补血。

（二）推荐药膳

◎萝卜杏仁蜜枣汤

胡萝卜具有健胃消食、祛风除湿、止咳平喘、利尿等功效。杏仁有止咳平喘、润肠通便的功效。本药膳生津润肺，健脾开胃，止咳平喘，但消化性溃疡患者应少吃或不吃。

原　料：新鲜胡萝卜、青萝卜各200g，猪瘦肉50g，干杏仁20g，蜜枣8颗。

做　法：1. 杏仁和蜜枣分别用清水冲洗干净，杏仁去皮。

2. 用清水将猪瘦肉、胡萝卜、青萝卜洗净。

3. 猪瘦肉切块备用，胡萝卜、青萝卜削皮，切块备用。

4. 将猪瘦肉块、青萝卜块、胡萝卜块、杏仁、蜜枣一起放入砂锅中，倒入适量清水。

5. 将砂锅置于火上用武火烧沸，再用文火慢煮至瘦肉熟透即可。

◎枸杞荸荠鹌鹑蛋

枸杞子有滋补肝肾，益精明目的功效。鹌鹑蛋，具有强筋壮骨、补气益气、祛风湿的功效，对胆怯健忘、头晕目眩、久病或老弱体衰、气血不足、心悸失眠等病症有食疗作用，本药膳亦可滋润肌肤。

原　料： 鹌鹑蛋100g，荸荠150g，枸杞子50g，白糖适量。

做　法： 1. 荸荠去皮，洗净。

2. 鹌鹑蛋入锅中煮熟，剥去蛋壳，入油锅炸至金黄，捞出控油。

3. 在砂锅中放入清水，放入荸荠、枸杞子、鹌鹑蛋，煮20分钟。

4. 放入适量白糖调味即可。

◎龙眼老鸭汤

龙眼肉，具有补益心脾，养血安神的功效。鸭肉，有养胃滋阴、大补虚劳的功效。两者共用对脾胃虚弱、肢体倦怠、补脑益智、补中益气、食欲不振均有效。

原　料： 老鸭1只，龙眼肉20g，精盐、鸡精、生姜少许。

做　法： 1. 老鸭去毛和内脏洗净，切块，放入沸水锅余水。

2. 生姜洗净，切片，龙眼肉洗净，备用。

3. 将老鸭肉、龙眼肉、生姜放入锅中，加入适量清水，以文火慢炖。

4. 待龙眼肉变得圆润之后，放入精盐、鸡精调味即可。

六、霜降节气特点及养生食材

寒露节气时间在公历10月23日左右，天气逐渐变冷，露水凝结成霜。我国古代将霜降分为三候："一候豺乃祭兽；二候草木黄落；三候蜇虫咸俯。"

霜降节气为秋天的最后一个节气，秋燥明显，燥易伤津。霜降时节首先要重视保暖，其次要防秋燥，运动量可适当加大。中医认为，此节气为脾脏功能处于旺盛时期，由于脾胃功能过于旺盛，易导致胃病。饮食调养方面，此时宜平补，要注意健脾养胃，调补肝肾，可多吃健脾养阴润燥的食物，防秋燥、防秋郁、防寒是霜降期间的健康防护重点。

（一）推荐食材

◎赤小豆

赤小豆为豆科植物赤小豆或赤豆的干燥成熟种子。赤小豆富含淀粉，具有"行津液、利小便、消胀、除肿、止吐"的功效,被李时珍称为"心之谷"。赤豆是人们生活中不可缺少的高营养杂粮。

性 味:性平,味甘、酸。

归 经:归心、小肠经。

功 效:利水消肿,解毒排脓。用于水肿胀满,脚气浮肿,黄疸尿赤,风湿热痹,痈肿疮毒,肠痈腹痛。

（1）控制血糖。赤小豆中含有膳食纤维,临床试验表明,食用赤小豆相较其他豆类食品,对2型糖尿病患者的血糖波动影响最小,利于糖尿病患者餐后血糖的控制。

（2）抗氧化。赤小豆的黄酮与酚类化合物具有清除自由基的作用。

◎人参

人参又称黄参、地精、神草、百草之王,是闻名遐迩的"东北三宝"之一。

性 味:性微温,味甘、苦。

归 经:归脾、肺、心、肾经。

功 效:大补元气,复脉固脱,补脾益肺,生津养血,安神益智。用于体虚欲脱,肢冷脉微,脾虚食少,肺虚喘咳,津伤口渴,内热消渴,气血亏虚,久病虚羸,惊悸失眠,阳痿宫冷。

（1）增强记忆力。人参皂苷 Rg1 能够提高人的认知功能,增加"工作"记忆;对老年痴呆、阿尔茨海默病（AD）的认知能力有很好的改善作用。

（2）增强机体免疫功能。人参能提高机体免疫功能,延长细胞寿命,调节内分泌系统功能,消除自由基,延缓大脑衰老。

（3）调节心血管系统。人参皂苷能降低在严重缺氧情况下大脑和心肌的乳酸含量,保护心肌毛细血管内皮细胞及减轻线粒体损伤。

（4）抗肿瘤。人参皂苷Rg3具有抗肿瘤转移的作用,阻止肿瘤细胞周期循环,促进肿瘤细胞的细胞凋亡,降低肿瘤细胞与化疗药物结合时的耐受性。

◎白果

白果又称银杏果,为银杏科植物银杏的干燥成熟种子。主要分为药用白果和食用白果两种,食用白果是营养丰富的高级滋补品,含有粗蛋白、粗纤维、多种维生素等成分。

性 味:性平,味甘、苦、涩,微毒。

归 经:归肺、肾经。

功 效:敛肺定喘,止带缩尿。用于痰多喘咳,带下白浊,遗尿尿频。

（1）抑菌、杀菌。白果中含有的白果酸、白果酚等有效成分，有抑菌和杀菌作用，可用于治疗呼吸道感染性疾病。

（2）调节心血管系统。银杏叶中含有莽草酸、白果双黄酮、异白果双黄酮、甾醇等，用于治疗高血压及冠心病、心绞痛、脑血管痉挛、血清胆固醇过高等病症都有一定效果。

（3）抗衰老。常食白果，可以滋阴养颜，抗衰老，扩张微血管，促进血液循环，使肌肤红润，精神焕发，是老幼皆宜的保健食品。

（二）推荐药膳
◎赤豆薏苡炖鹌鹑

赤小豆具有利水消肿，解毒排脓的功效。鹌鹑具有补五脏、益精血、温肾助阳之功效。本药膳具有清热解毒、利尿通淋的功效，对小便不利、大便秘结者均有效果。

原　料： 赤小豆25g，鹌鹑2只，薏苡仁12g，芡实12g，精盐、鸡精、生姜少许。

做　法： 1. 鹌鹑洗净，去头、爪、内脏，斩成大块。

2. 用热水将赤小豆、薏苡仁、芡实用热水浸透并淘洗干净。

3. 将所有用料放进炖盅，加沸水一碗半，把炖盅盖上，隔水炖至熟烂，加入适量油、盐、味精调味即可。

◎清蒸人参鸡

人参有大补元气，复脉固脱，补脾益肺，生津养血，安神益智的功效。鸡肉具有温中益气、补精填髓、益五脏、补虚损、健脾胃、强筋骨的功效。两者共用可滋补肾阴，补血益气。

原　料： 人参15g，母鸡1只，火腿10g，干玉兰片10g浸水泡发，干香菇15g浸水泡发，精盐、鸡精、生姜少许。

做　法： 1. 宰杀母鸡，褪毛，将内脏除净，放入开水锅里余一下后，洗净。

2. 火腿、香菇、玉兰片、生姜切片、葱切段备用。

3. 用开水泡开人参，后上笼蒸30分钟备用。

4. 将备用母鸡放入锅中，放入人参、火腿、香菇、玉兰片、生姜、葱、精盐、料酒、味精，上笼，在武火上蒸至熟透。

5. 蒸鸡得到的原汤倒入砂锅中，烧开，撇去浮沫，备用。

6. 将蒸熟母鸡放在盆内，人参切碎，与火腿、香菇、玉兰片摆在鸡肉上。

7. 将调味料放入蒸鸡原汤后浇在鸡肉上即可。

◎白果莲子乌鸡汤

白果具有敛肺定喘、止带缩尿的功效。莲子有补脾止泻、益肾固精、养心安神的功效。乌鸡，有滋阴、补肾、养血、填精、益肝、退热、补虚作用，能调节人体免疫功能、抗衰老。本药膳具有滋阴补肾，缩尿固精，健脾养胃的功效。

原　　料： 白果30g，莲子50g，乌鸡1只，精盐适量。

做　　法： 1. 乌鸡洗净、剁块，余烫后捞出冲净。

2. 用清水将白果、莲子洗净，备用。

3. 将乌鸡放入砂锅中，加入适量清水没过食材即可，以武火煮沸，后用文火煮20分钟。

4. 加入白果、莲子，续煮15分钟，最后加盐调味即可。

第四节　冬季食疗篇

一、立冬节气特点及养生食材

立冬是冬天第一个节气，时间在公历11月7~9日之间，为冬天的开始。我国古代将立冬分为三候："一候水始冰；二候地始冻；三候雉入大水为蜃。"

立冬时节，北半球获得的太阳照射越来越少，但地表贮存的热量还有剩余，一般不太冷。晴朗无风之时，常有温暖舒适的"小阳春"天气，十分宜人，且对冬作物的生长也十分有利。

（一）推荐食材

◎牛肉

牛肉含有丰富的氨基酸和蛋白质，组成比猪肉更接近人体需要，能提高机体免疫能力，对生长发育及手术后、病后调养的人在补充失血和修复组织等方面特别适宜。

性　　味： 性平，味甘。

归　　经： 归脾、胃经。

功　　效： 补脾胃，益气血，强筋骨。对虚损羸瘦、消渴、脾弱不运、痞积、水肿、腰膝酸软、久病体虚、面色萎黄、头晕目眩等病症有食疗作用。

◎竹笋

竹笋又称玉兰片。富含蛋白质、氨基酸、脂肪、糖类、钙、铁、磷、胡萝卜素和维生素B族、维生素C等。为中国传统佳肴，味香质脆，食用和栽培历史极为悠久。

性　味：性微寒，味甘。

归　经：胃、大肠经。

功　效：清热化痰，益气和胃，治消渴，利水道，利膈爽胃，消食通便。

（1）增强机体免疫力。竹笋中富含植物蛋白、维生素及微量元素，有助于增强机体的免疫功能，提高防病抗病能力。

（2）促进消化，降低血脂。竹笋所含有的植物纤维可以增加肠道水分的储留量，促进胃肠蠕动，降低肠内压力，减少粪便黏度，使粪便变软，利于排出，用于治疗便秘，同时它的高含量纤维素在肠内可以减少人体对脂肪的吸收，从而减少与高血脂有关疾病的发病率。

◎荔枝

荔枝含葡萄糖，蔗糖，蛋白质，脂肪以及维生素A、B、C，叶酸，精氨酸，色氨酸等各种营养素，对人体健康十分有益，但不宜空腹食用，或一次食用过多。

性　味：性热，味甘。

归　经：归心、脾经。

功　效：鲜荔枝可生津止渴、和胃平逆。干荔枝水煎或煮粥食用有健脾胃、补肝肾、益气血之功效。现代研究发现，荔枝有营养脑细胞的作用，可改善失眠、健忘、多梦等症，并能促进皮肤新陈代谢，延缓衰老。但应注意不宜过量食用。

（二）推荐药膳
◎莲藕酱牛腩

牛腩具有补气健脾、除湿消肿的功效，可以促进湿邪的运化，预防风湿性关节炎。莲藕可清热凉血、生津开胃、散瘀止泻，冬季食用可以改善干咳、食欲不振的症状。这道药膳具有生津润肺、清热祛燥、养心安神的功效，冬季食用可以祛寒燥、强体质。

原　料：牛腩400g，莲藕200g，生姜2片，天然冰糖3块，柱候酱、蚝油各适量，鸡粉、葱花各少许。

做　法：1. 用清水把牛腩、莲藕分别洗净，备用。

2. 将牛腩切成块，放入开水中汆烫去除血污。

3. 莲藕去皮，切成块。

4. 将炒锅置于火上烧热，下姜片爆香。

5. 将牛腩块、莲藕块、蚝油、鸡粉、柱候酱一起放入锅中，倒入适量清水，用文火焖至牛腩熟烂。

6. 出锅前用冰糖调味，撒上葱花即可。

◎香菇竹笋

竹笋有清热化痰、益气和胃、消食通便等功效。香菇对于食欲减退、少气乏力有效。此药膳具有补中益气、健脾益胃、防癌抗癌的功效，适用于慢性胃炎的防治。

原　料：鲜竹笋250g，干香菇50g，菠菜心、蒜苗各10g，精盐、黄酒、味精、湿淀粉、香油各适量。

做　法：1. 将香菇洗净，蒸30分钟，取出，汤汁留用。香菇切成薄片，放凉水中浸泡。

2. 鲜竹笋削皮，切成3厘米的斜片，投沸水烫熟，捞出控水。

3. 菠菜心、蒜苗洗净后切成段。

4. 炒锅放到武火上，加清水，倒入蒸香菇的原汁、精盐、黄酒，烧开后，下香菇烫透捞出，盛在汤碗的一边。将竹笋下锅烫透捞出放入汤碗的另一边，与香菇对称。

5. 下菠菜心及蒜苗烧沸，撇去浮沫，放味精，用湿淀粉勾芡，浇入汤碗中，淋上香油即可。

◎荔枝龙眼山药粥

荔枝可生津止渴、和胃平逆。龙眼肉可补心安神、养血益脾、补气血，可用于改善四肢冰冷的症状。山药能补脾胃、益肺肾，促进全身气血循环，冬季脾胃虚弱，便秘者可适量多吃。这道药膳具有安神、健脾、润肺的功效，冬季食用可温补阳气，安养心神。

原　料：荔枝肉6个，龙眼肉30g，山药200g，五味子6g，粳米400g，白糖少许。

做　法：1. 将粳米放入盆中，用清水淘洗干净，浸泡30分钟。

2. 用清水将山药洗净，削去外皮，切成片，备用。

3. 用清水分别把龙眼肉、荔枝肉、五味子洗净。

4. 将所有原料放入砂锅中，倒入适量清水，用文火煎煮至米粒熟烂。

5. 出锅前用白糖调味即可。

二、小雪节气特点及养生食材

小雪节气时间在公历11月22～23日之间，是刚开始降雪但还不到大雪纷飞的时候。我国古代将小雪节气分为三候："一候虹藏不见；二候天气上升，地气下降；三候闭塞而成冬。"由于此时天气为阴冷晦暗，要适当减少户外活动，避免阳气的消耗。在这个季节中，由于天气变化，衣着不慎很容易引起上呼吸道疾病。进入小雪节气后饮食应以清淡为主，进补以温热为主，如羊肉、狗肉、火锅等可以增加身体热量。

（一）推荐食材

◎香蕉

香蕉果肉香甜软滑，是人们喜爱的水果之一。香蕉含有称为"智慧之盐"的磷，又有丰富的蛋白质、糖、钾、维生素A和C，同时纤维含量高，堪称相当好的营养食品。

性　味：性寒，味甘。

归　经：胃经。

功　效：清热通便，解酒，降血压，抗癌。

香蕉富含钾和镁、维生素A、泛酸、硫胺素、核黄素。钾能防止血压上升、肌肉痉挛；镁具有消除疲劳的效果；泛酸能减轻心理压力，解除忧郁，睡前食用有镇静作用；维生素A能增强对疾病的抵抗力，维持正常的生殖力和视力所需要；硫胺素能抗脚气病，促进食欲、助消化，保护神经系统；核黄素能促进人体正常生长和发育。此外，香蕉还有促进肠胃蠕动，润肠通便，润肺止咳、清热解毒的作用。

◎鹌鹑肉

其被视为"动物人参"。鹌鹑肉是高蛋白、低脂肪和维生素多的食物，含胆固醇低，有健脑滋补的作用，对肥胖人来说是理想的肉食品种，具有很好的营养价值。

性　味：性平，味甘。

归　经：大肠、肺、肾经。

功　效：具有补五脏、益精血、温肾助阳之功效，男子经常食用鹌鹑肉，可增强性功能，增气力，壮筋骨。

◎花生

花生又称长生果。花生果实含有8种人体所需的氨基酸及不饱和脂肪酸、糖类、维生素，粗纤维以及矿物质钙、磷、铁等营养成分，可促进人的脑细胞发育，增强记忆。

性　味：性平，味甘。

归　经：脾、肺经。

功　效：促进人体的新陈代谢，增强记忆力，益智抗衰老。

（1）增加饱腹感。食用花生可以增加饱腹感，使人体饱餐的感觉相对延长。有研究显示，如果选择在早餐的时间进食花生或花生酱，可以使当日的进食量减少。

（2）控制血糖。研究表明，选择用花生替代肉类，可以一定程度降低罹患糖尿病的风险，花生的食入可以相对延缓机体对碳水化合物的吸收。

（3）有益心脏。研究认为，花生中含有的脂肪酸及其他营养成分可以起到降低低密度脂蛋白的效果，对心脏有一定的保护作用。

（二）推荐药膳

◎香蕉煎饼

香蕉食物纤维含量丰富，而热量很低。有预防脑卒中，助消化和滋补的作用。

原　料：香蕉2根，鸡蛋6个，玉米面、面粉、白糖各适量。

做　法：1. 将玉米面、面粉以1∶2的比例用清水搅拌均匀成面糊。

2. 在面糊中加入鸡蛋，快速搅拌至上劲，加入适量白糖，搅拌均匀。

3. 香蕉肉切成薄片，加入面糊搅拌。

4. 在平底锅中加入适量油，倒入面糊，用小火煎至底部成金黄色，翻转煎至反面金黄后出锅。

◎鹌鹑党参怀山药

鹌鹑具有补五脏、益中气、强筋骨、耐寒暑的功效，冬季食用可以增强抗病能力。党参，同样有补中益气的功效，同时具有生津润肺的作用，有助于消除冬季燥邪对人体的负面影响。本道药膳具有健脾胃、和五脏、润肺燥的功效，冬季食用可以增强脏腑功能，预防寒邪入体，可用于辅助治疗少气乏力、食欲不振、消化不良等症，尤其适合营养不良、身体瘦弱的人食用。

原　料：鹌鹑1只，党参15g，怀山药30g，香油、精盐各少许。

做　法：1. 将鹌鹑宰杀、去除毛、内脏，用清水冲洗干净，斩成块。

2. 用清水将党参、怀山药分别清洗干净，把党参切成小段，怀山药切成片。

3. 将鹌鹑肉块、党参、怀山药一起放入砂锅中，倒入适量清水。

4. 将砂锅置于武火上，煮沸，再用文火慢煮至鹌鹑肉熟烂。

5. 出锅前用盐、香油调味即可。

◎四君花生酪

本药膳甘温益气，醒脾和胃，润肺降脂。适用于脾胃气虚，运化力弱，食少便溏，面色萎黄以及肺燥咳嗽少痰，反胃等症。

原　料：生花生仁50g，党参10g，大米100g，大枣10个，茯苓8g，白糖300g，炙甘草5g。

做　法：1. 将花生仁用沸水泡胀去皮，剁碎，用水浸胀，大米淘洗干净，用水浸胀。

2. 大枣洗净，入笼蒸烂，去皮核，揉成细泥。

3. 将党参、茯苓、甘草洗净，切成片，烘干研成细粉末，用温水浸透，煎水取汁，除去沉淀。

4. 大米、化生仁磨成极细的浆汁。

5. 砂锅置于火上，加清水250mL，放白糖、药汁，水沸时慢慢倒入浆汁，边倒边搅熬成浓汁，加入枣泥和匀，熟后即可。

注意事项：花生浆汁倒入锅时，边倒边搅，防止大开鼓气泡。

三、大雪节气特点及养生食材

大雪节气时间在公历12月7~8日之间，天气更冷，降雪的可能性大了。我国古代将大雪节气分为三候："一候鹖鴠不鸣；二候虎始交；三候荔挺出。"较"小雪""大雪"是更加严寒的节气，大雪后更多的降雪可以净化空气，防止传染病的流行。中医认为，人们经过了春、夏、秋近一年的消耗，脏腑的阴阳气血会有所偏衰，合理进补既可及时补充气血津液，抵御严寒侵袭，又能使来年少生疾病，从而达到养生目的。大雪进补需要考虑个人的体质因素，譬如冬天手脚容易冰冷的人适合"温补"，体质好的人则适合"凉补"。大雪节气忌黏硬生冷，应晨起服热粥，晚餐宜节食，以养胃气。

（一）推荐食材

◎羊肉

常吃可益气补虚，御风寒，促进血液循环。对气血两亏、肾亏阳痿、体虚怕冷、腹部冷痛、病后或产后身体虚亏等一切虚状均有治疗和补益效果，最适宜于冬季食用，故被称为冬令补品。

性　味：性温，味甘。

归　经：脾、肾经。

功　效：补体虚，祛寒冷，温补气血；益肾气，补形衰，开胃健力；补益产妇，通乳治带，助元阳，益精血。

（1）温补脾胃。进食羊肉对因脾胃虚寒引起的身体羸弱、畏寒反胃等症有一定疗效。

（2）温经补血。食用羊肉对治疗产后血虚经寒所致的腹冷痛有益。

（3）保护胃黏膜。羊肉可以增加消化酶的分泌，具有保护胃壁的作用，对消化有益。

（4）补肝明目。羊肉有补肝明目功效，对治疗白内障、青光眼、夜盲等症有很好的效果。

◎蒜薹

蒜薹又称蒜毫。是从抽薹大蒜中抽出的花茎。其营养成分很高，有蛋白质、碳水化合物、脂肪、膳食纤维、维生素A、钙、钾、磷等，以及大蒜素、大蒜新素等成分。

性　味：性平，味甘、微苦。

归　经：肺、脾经。

功　效：杀菌消炎，降血脂，抗动脉硬化，防癌抗癌。

（1）杀菌。蒜薹含有的辣素使其具有较强的杀菌作用，可以有效杀灭病原菌及寄生虫，起到预防流感的效果，同时具有防止伤口感染及驱虫功效。

（2）润肠通便。蒜薹外皮富含纤维素，可刺激大肠，润肠通便，多食蒜薹，可起到防治痔疮的功效。

（3）防治冠心病、动脉硬化。蒜薹中维生素C含量较多，降脂作用明显，可预防冠心病及动脉硬化的发生。

◎猪腰

猪腰又名猪肾，因器形如古代的银锭而得名"银锭盒"。

性　味：性平，味甘、咸。

归　经：肾经。

功　效：滋补肾脏，健肾补腰，和肾理气，补肾益精。

注意事项：高血压、高血脂患者忌食；猪腰不宜与茶树菇同食。

（1）本食材适宜肾虚之人腰酸腰痛、遗精、盗汗者食用；适宜老年人肾虚耳聋、耳鸣者食用。

（2）血脂偏高者忌食。

（二）推荐药膳

◎ 当归生姜羊肉汤

属于中医保健医疗食品的范畴，可以用于治疗产后血虚，腹中冷痛，寒疝腹中痛，以及虚劳不足等，有补血、温经、散寒的功效。

原　料：当归20g，生姜12g，羊肉200g。

做　法：1. 将羊肉、当归、生姜用清水洗净，切成小块备用。

2. 将羊肉块置于砂锅中，多加入一些清水，于武火上加热，至羊肉煮熟。

3. 将羊肉捞出，去除浮沫，将当归、生姜放入留有羊肉汤的砂锅中，文火煎煮2小时左右。

4. 煎好的当归生姜羊肉汤，可以服饮，同时食羊肉（拌蘸少许酱油）。

◎ 蒜薹肉丝

蒜薹具有温中理气、补虚和脏的功效，冬季食用对身体有补益作用，而猪肉有补虚、滋阴、润燥的作用，身体虚弱的人宜多吃猪肉。本药膳具有温补中阳、调和五脏、活血化瘀、滋阴润肺、养肾强身的功效。在冬季食用可以为人体补充营养，增强体质，抵御寒邪，并可用于辅助治疗腹痛、消化不良等症状，尤其适合胃寒者食用。

原　料：猪肉150g，蒜薹200g，泡辣椒20g，植物油30g，酱油、味精、水淀粉、盐各少许。

做　法：1. 用清水分别把猪肉、蒜薹洗净，将猪肉切成丝，蒜薹断段。

2. 将猪肉放入盆中，用水淀粉、酱油腌制15分钟。

3. 用清水把泡辣椒洗净，切粗丝。

4. 把味精、水淀粉倒入碗中，搅拌均匀。

5. 把砂锅置于火上烧热，倒入植物油烧至七成热，下泡辣椒丝炒出香味。

6. 将猪肉丝放入炒锅中翻炒几下，再加入蒜薹、盐继续翻炒，直至肉丝、蒜薹熟透。

7. 用做法4中的芡汁勾芡即可。

◎ 核桃猪腰

猪肾补肾气，核桃仁强肾补脑，通经脉，润血脉，生姜、葱既可温中健胃，又与其他原料一起构成佐料和调味品。本药膳具有补肺肾、定虚喘、健脑益智的作用。

原　料：猪腰500g，核桃仁70g，鸡蛋清2个，干豆粉50g，生姜、葱各15g，料酒、麻油各25g，精盐5g，菜油适量。

做　法：1. 将猪腰对剖，去腰膜洗净，十字花刀，切成3段。

2. 核桃仁用水泡胀，削外皮炸成核桃丁。

3. 生姜切片，葱切断。

4. 用料酒、姜片、葱拌匀猪腰，加油于锅内烧至六成熟时，将核桃丁摆在腰花上，裹上以蛋清调匀的干粉下锅，炸成浅黄色捞出，沥去余油，淋上麻油装盘，佐餐食。

四、冬至节气特点及养生食材

冬至节气时间在每年的公历12月21～23日之间。自冬至起，阳气回升，白昼延长。中国古人将冬至分为三候："一候蚯蚓结；二候麋角解；三候水泉动。"此时应避免过度劳累，尽可能减少体内热量散发和热能消耗，注意身体保暖，尤其是头、背、足的保暖；同时应设法增加机体产热，如进行各种力所能及的体育锻炼等。

（一）推荐食材
◎松子

松子又名海松子、松子仁等，被视为"长寿果"。松子中所含的不饱和脂肪酸，有软化血管的作用。磷、锰含量较高，对脑细胞和神经有补益作用，特别适合用脑过度的人群食用。

性　味：性平，味甘。

归　经：肝、肺、大肠经。

功　效：强阳补骨，滋阴养液，补益气血，润燥滑肠。

（1）通便。实验表明松子仁油能提高胃肠蠕动的功能。

（2）抗衰老。松子含有丰富的维生素E，能起抑制细胞内和细胞膜上的脂质过氧化作用，保护细胞免受自由基的损害，也有很好的软化血管、延缓衰老的作用。

（3）保护心血管系统。松子油为不饱和脂肪酸，具有防治或减轻主动脉粥样硬化的作用。

◎香菇

香菇又名冬菇，是一种食用真菌。香菇素有"山珍之王"之称，是高蛋白、低脂肪的营养保健食品。香菇中麦角甾醇含量很高，能促进人体对钙的吸收；香菇多糖能增强细胞免疫能力，有防癌抗癌功效；香菇含40多种酶，可以纠正人体酶缺乏症；香菇中所含脂肪酸，可降低血脂。

性　味： 性平，味甘。

归　经： 胃、肝经。

功　效： 主治食欲减退，少气乏力。

（1）增强免疫功能。香菇多糖是一种理想的免疫促进剂，具有高度特异性免疫增强作用。

（2）抗肿瘤。香菇多糖对肿瘤细胞具有一定的抑制作用。尤其在治疗恶性胸积水、食管癌、胃癌、大肠癌等方面具有较好的效果，能够减轻化疗的副作用，改善患者的生活品质，延长患者生命。

（3）降低血糖、血脂。香菇多糖可以调节糖代谢、促进肝糖原合成，同时减少肝糖原分解，起到降血糖和改善糖耐量的作用。

（4）抗病菌。香菇多糖对枯草芽孢杆菌、大肠埃希菌、金黄色葡萄球菌和酿酒酵母均有一定的抑制作用。

◎ 泥鳅

泥鳅是常见的水产类大众食品，肉质细嫩，味道鲜美，营养丰富，素有水中人参之美誉。泥鳅脂肪含量低，胆固醇更少，但蛋白质却高于一般的鱼类，含有钙、磷、铁、维生素A、维生素B_1、维生素B和烟酸等，特别适宜脾胃虚寒、营养不良的气虚体质的人。

性　味： 性平，味甘。

归　经： 肝、脾经。

功　效： 具有暖脾胃、祛湿、壮阳、止虚汗、补中益气、强精补血之功效，可辅助治疗急慢性肝病、阳痿、痔疮等症。

（二）推荐药膳
◎ 松子粥

本药膳具有补虚，养液，润肺，滑肠之功效。适用于中老年及体弱早衰、产后体虚、头晕目眩、肺燥咳嗽咯血、慢性便秘等症。

原　料： 松子仁50g，粳米50g，蜂蜜适量。

做　法： 1. 将松子仁捣成泥状。

2. 与粳米一同放入砂锅中，加400mL清水。

3. 将砂锅置于文火上，待粥将熟，放入蜂蜜调味，搅拌均匀即可。

注意事项：平素常胸闷胃胀，痰多喘咳之痰湿盛者，以及脾胃虚寒之便溏腹泻者，均不宜食用。

◎烧双菇

本药膳营养丰富且易消化，具有健脾胃、安心神、祛风湿的功效，冬季食用可以补充能量，改善困乏无力之症。可辅助治疗恶性肿瘤，尤其是胃癌。

原　料：水发香菇300g，平菇300g，鲜汤、水淀粉各适量，料酒、味精、酱油、白糖、香油各少许。

做　法：1. 用清水将水发香菇、蘑菇洗净，去蒂，切成薄片。

2. 将砂锅置于火上烧热，倒入植物油烧至六成热，下香菇片，将蘑菇片翻炒几下。

3. 倒入料酒、白糖、酱油后翻炒均匀。

4. 倒入鲜汤后用武火煮沸，最后用味精调味，水淀粉勾芡，淋入香油即可。

◎黑芝麻泥鳅汤

泥鳅有补中益气、滋阴止渴、清热祛湿的功效，对寒湿之气入体引起的皮肤瘙痒有一定疗效。黑芝麻能补肝肾、益精血、润肠燥，冬季失眠、便秘患者宜多吃。本药膳具有滋阴、清热、祛湿、补肾等功效，冬季食用可以提升肾气，通利小便。

原　料：黑芝麻、黑豆各120g，泥鳅约750g，生姜2～3片。

做　法：1. 用清水将黑芝麻、黑豆、陈皮清洗干净。

2. 将泥鳅宰杀后去除内脏、黏液，用清水冲洗干净，备用。

3. 炒锅置于火上烧热，倒入植物油烧至六成热，下泥鳅煎至微黄，盛出备用。

4. 将泥鳅、生姜、芝麻、黑豆一起放入煲内，倒入适量清水，先用武火煮沸，再用文火慢炖至黑豆熟烂即可。

5. 出锅前撒入盐调味即可。

五、小寒节气特点及养生食材

小寒节气时间在每年的公历1月5～7日之间，此时天渐寒，尚未大冷。我国古代将小寒分为三候："一候雁北乡，二候鹊始巢，三候雉始雊。"自古就有"三九补一冬，来年无病痛"的说法。小寒节气养生的关键是增强免疫力。但暴饮暴食，摄取大量的糖分、脂肪，而不去摄取大量的植物类食物，如多种蔬菜、水果、米和粗粮等，造成硒、锌、维生素及蛋白质、必需氨基酸的缺乏，会使免疫系统功能减弱。每天应以多样性饮食为主，多食蔬菜、水果及优质蛋白质，均衡营养。

（一）推荐食材

◎韭菜

韭菜又名韭白、壮阳草、起阳草、草钟乳等。颜色深绿，以早春的韭菜最鲜嫩可口，自古就有"春菜第一美食""蔬菜之荤"的美誉。有温肾助阳、益肝健胃、行气活血、润肠通便、降低血脂等作用。

性　味：性温，味甘、辛。

归　经：肝、胃、肾经。

功　效：温中开胃，补虚益阳，行气活血。

注意事项：常食损目；不宜与蜂蜜、白酒、牛肉同食。

◎鸭血

鸭血含有丰富的蛋白质及多种人体不能合成的氨基酸，红细胞素含量也较高，还含有多种维生素和微量元素铁等矿物质，这些都是人体造血过程中不可缺少的物质。

性　味：性寒，味咸。

归　经：脾、肺经。

功　效：具有滋阴养血、清热解毒、健脾开胃的功效，冬季肺燥咳嗽者可以适量食用。

（1）提高免疫力。鸭血中铁元素及蛋白质含量丰富，适度食用鸭血可以补充人体所需氨基酸，促进蛋白质合成，提高免疫力。

（2）解毒。鸭血具有很强的吸附作用，可以有效清除人体肠道中含有的毒素。

◎洋葱

洋葱被誉为"菜中皇后"，营养丰富。其含有两种特殊的营养物质——槲皮素和前列腺素A，能扩张血管，降低血压、血脂，预防血栓。其所含矿物质硒也是一种强抗氧化剂，可防癌、抗衰老。

性　味：性温，味甘、微辛。

归　经：归肝、脾、胃经。

功　效：具有散寒、健胃、发汗、祛痰、杀菌、降血脂、抗动脉硬化，还有防癌抗癌的功效。

（1）防癌。洋葱富含硒元素和槲皮素。硒可抑制癌细胞的分裂和生长，同时还可降低致癌物的毒性。而槲皮素则能抑制致癌细胞活性，阻止癌细胞生长。

（2）保护心血管系统。洋葱是所知惟一含前列腺素A的蔬菜。此成分可扩张血管、降低血液黏度，有预防血栓形成的作用。

（3）改善消化系统。洋葱含有葱蒜辣素，可刺激胃酸分泌，增进食欲。同时，洋葱可促进胃肠蠕动，提高胃肠道张力，起到开胃作用。

（4）杀菌。洋葱中含有植物杀菌素如大蒜素等，有很强的杀菌能力，能有效抵御流感病毒、预防感冒。

（二）推荐药膳

◎ 韭菜粥

本药膳具有补肾壮阳、健脾和胃、活血散瘀的功效，冬季食用可以温养肾阳、润化津液。此药膳易消化，又具有壮阳的作用，尤其适合肾虚的男性食用。

原　料：粳米250g，韭菜120g，盐少许。

做　法：1. 将韭菜择洗干净，切成2厘米左右的韭菜段。

2. 把粳米放入盆中，倒入适量清水淘洗干净。

3. 把粳米放入砂锅中，倒入适量清水，用武火煮沸。

4. 把韭菜段、盐放入砂锅中，用筷子搅拌均匀，再用文火慢煮成稀粥即可。

◎ 洋葱炒鸭血

鸭血具有滋阴养血、清热解毒、健脾开胃的功能，冬季肺燥咳嗽者可以适量食用。洋葱则具有理气和胃、健脾消食、发散风寒、温中通阳的功效，适合冬季温补时食用。本药膳具有滋阴润燥、健脾开胃的功效，有助于滋养阴精，保持阴阳平衡。

原　料：鸭血500g，洋葱200g，蒜末、姜片、葱段各适量，盐、水淀粉、香油各少许。

做　法：1. 用清水把洋葱、鸭血冲洗干净，分别切小块。

2. 把鸭血、姜片放入开水锅中汆烫3分钟左右，捞出沥干备用。

3. 炒锅置火上烧热，倒入植物油烧至七成热，下蒜末、葱段爆香。

4. 把洋葱、鸭血、盐放入烧锅中同炒，直至熟透。

5. 出锅前用水淀粉勾芡，淋上香油即可。

◎ 鸭血粉丝汤

鸭血能够对人体肠道的沉渣起到净化清除作用，具有一定的通便效果。鸭血中维生素K含量较多，有凝血止血功效。另外，鸭血的脂肪含量较低，高脂血症人群亦可食用。粉丝碳水化合物、蛋白质、纤维及各种矿物质含量丰富，同时能够吸收汤中的鲜味，既营养又美味。

原　　料：鸭血200g，鸭架1只，粉丝100g，姜片、葱花、香菜、盐、白胡椒粉、鸡精、香油适量。

做　　法：1. 锅中放入冷水、鸭架、余烫去血水后加入姜片及冷水大火煮开，小火煲1小时。

2. 将鸭血放入开水中煮沸捞出。

3. 将提前准备的鸭汤烧开，放入鸭血煮至沸腾一并倒入汤碗。

4. 粉丝提前泡发，烧水煮开后捞出放入汤碗。

5. 放入葱花、香菜、盐、白胡椒粉、鸡精、香油即成。

六、大寒节气特点及养生食材

大寒节气是二十四节气中最后一个节气，此时出现大范围雨雪天气和大风降温。中国古代将大寒分为三候："一候鸡乳；二候征鸟厉疾；三候水泽腹坚。"

大寒节气的饮食，仍应遵守保阴潜阳的原则，宜减咸增苦以养心气，使肾气坚固。切忌黏硬、生冷食物，宜热食，防止损害脾胃阳气，食物应保持一定的热量。还应多食用黄绿色蔬菜，如胡萝卜、油菜、菠菜等。

（一）推荐食材

◎鳖

鳖俗称甲鱼。鳖肉味鲜美、营养丰富，有清热养阴，平肝息风，软坚散结的效果。其富含蛋白质、无机盐、维生素A、维生素B_1、维生素B_2、烟酸、碳水化合物、脂肪等多种营养成分。鳖不仅是餐桌上的美味佳肴，而且是一种用途很广的滋补食品。

性　　味：性平，味甘。

归　　经：肝经。

功　　效：益气补虚，滋阴壮阳，益肾健体。

（1）壮阳补血。鳖的营养价值极高，特别是蛋白质、铁元素含量丰富，滋补效果极佳。

（2）防癌退热。鳖甲捣碎磨粉具有很好的退热功效，同时对防癌有益。

◎生姜

生姜系姜属植物的块根茎，其所特有的"姜辣素"可以对胃肠黏膜起到刺激作用，使胃肠道充血，增加消化能力，可以有效治疗因多食寒凉诱发的腹痛、腹胀、呕吐、腹泻等。

性　味：性温，味辛。

归　经：肺、脾、胃经。

功　效：解表散寒，温中止呕，温肺止咳。用于治疗风寒感冒、脾胃寒证、胃寒呕吐、肺寒咳嗽。此外，生姜对鱼蟹等食物引起的中毒也有一定解毒作用。

◎酸枣仁

酸枣仁为鼠李科植物酸枣的干燥成熟种子，其含有生物碱、多种氨基酸和金属元素等成分，能起到宁心安神、补中养肝、敛汗等作用，对虚烦不眠、惊悸怔忡、体虚自汗等病症有较好的治疗效果。

性　味：性平，味甘、酸。

归　经：肝、胆、心经。

功　效：养心补肝，宁心安神，敛汗生津。用于虚烦不眠，惊悸多梦，体虚多汗，津伤口渴。对中老年失眠症是一种有效的防治方法。

（二）推荐药膳

◎淡菜甲鱼汤

淡菜内含蛋白质、碳水化合物，以及钙、磷、铁和维生素B_{12}、烟酸等物质。具有补肝肾，益精血，助肾阳，消瘿瘤，止崩带的作用。此药膳将淡菜与甲鱼相配使用，有很好的软坚散结，消瘤的作用。

原　料：鳖1只（约800g），淡菜250g，精盐、料酒、姜片、味精、麻油适量。

做　法：1. 将鳖杀死出血，用开水烫一下，去掉膜皮。清水洗净，剖腹去内脏，用开水烫一下，下汤锅煮烂，用漏勺捞出，凉透拆去外壳，抽去骨头，放入汤碗内。

2. 将淡菜用热水泡透，去杂物，温水洗数次。

3. 将淡菜放入煮鳖的汤锅煨40分钟后，再把鳖肉放进同煨，加上精盐、料酒、姜片烧沸，将浮面的汤沫去掉，见汤色呈乳白色时，放入味精，出锅装碗，淋上麻油即可。

◎丁香姜糖

本药膳具有温中散寒的作用，对于反胃、呕吐、消化不良有一定疗效。

原　料：生姜100g，丁香粉12g，红砂糖500g。

做　法：1. 将生姜洗净，剁碎至姜末备用。

2. 将红糖倒入锅中，加少许水，小火煎熬至完全融化，浓稠后加入姜末和丁香粉，搅拌均匀，煎熬至用筷子挑起成丝状，不粘手为止。

3. 将糖汁倒在表面涂过食用油的瓷盘中，压平切成小块即可。

◎ 安神粥

远志具有安神益智、祛痰消水的功效，冬季宜与药性平温的食物搭配烹调。酸枣仁具有生津止渴，养心安神的功效，有助于提高胃口，重振食欲。本药膳具有滋阴、养血、安神的功效，可用于改善神经衰弱、心烦气躁，失眠健忘等症，尤其适合神经衰弱者食用。

原　料：远志、酸枣仁各20g，粳米150g。

做　法：1. 用清水将远志、酸枣仁分别洗净，放入研钵中研磨成粉。

2. 将粳米用清水淘洗干净。

3. 将粳米放入砂锅中，倒入适量清水，用武火煮沸。

4. 将远志粉、酸枣仁粉倒入砂锅中，用文火慢煮至粳米熟烂即可。

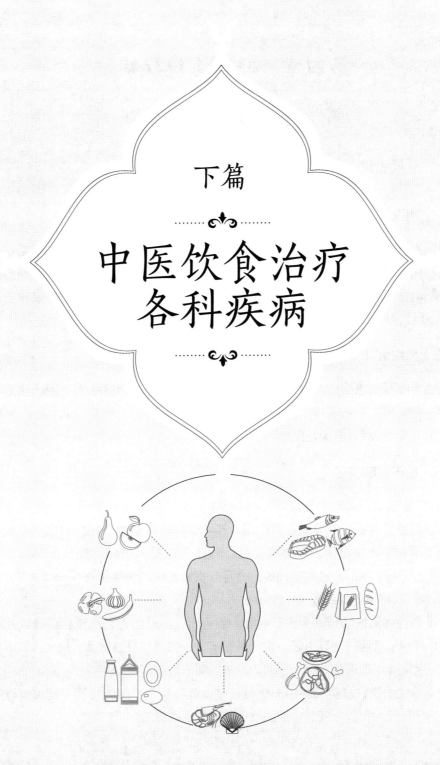

下篇

中医饮食治疗各科疾病

第四章 呼吸系统疾病

第一节 急性上呼吸道感染

一、一般表现

（一）概况

急性上呼吸道感染包括鼻腔、咽或喉部的急性炎症。广义的上呼吸道感染是一组疾病，包括普通感冒、病毒性咽炎、喉炎、疱疹性咽峡炎、咽结膜热、细菌性咽-扁桃体炎。狭义的上呼吸道感染是最常见的急性呼吸道感染性疾病，又称普通感冒，多呈自限性，有很高的发病率。

（二）发病病因

急性上呼吸道感染中由病毒引起的有70%~80%。包括鼻病毒、冠状病毒、腺病毒、流感和副流感病毒、呼吸道合胞病毒、埃可病毒、柯萨奇病毒等。另有20%~30%的上呼吸道感染是由细菌引起。

（三）临床表现

1. 普通感冒：俗称"伤风"，又称急性鼻炎，多由鼻病毒引起，其次为冠状病毒、副流感病毒、呼吸道合胞病毒、柯萨奇病毒等引起。起病较急，潜伏期1~3天不等，常随病毒而出现不同症状。临床上主要可见局部症状如鼻塞、流涕、喷嚏、干咳、咽部不适和咽痛等。全身症状如发热，热度高低不一。

2. 急性病毒性咽炎或喉炎：

（1）急性病毒性咽炎　多由鼻病毒、腺病毒、流感病毒、副流感病毒以及肠道病毒、呼吸道合胞病毒等引起。症状是起病急，在咽和口腔黏膜、扁桃体和口角等处出现针尖大小的疱疹。伴有畏寒、发热、咽部灼热疼痛。

（2）急性病毒性喉炎　多由鼻病毒、甲型流感病毒、副流感病毒及腺病毒等引起。临床特征为声音嘶哑、讲话困难、咳嗽时喉咙疼痛。

（3）**急性疱疹性咽峡炎** 常由柯萨奇病毒A引起，表现为明显咽痛、发热。特征为灰白色疱疹，周围绕以红晕。

（4）**咽结膜热** 主要由腺病毒、柯萨奇病毒等引起。病程4～6天，常发于夏季，儿童多见。前驱症状为全身乏力，体温上升至38.3～40℃。自觉流泪、眼红和咽痛。体征为眼部滤泡性结膜炎、一过性浅层点状角膜炎及角膜上皮下浑浊、耳前淋巴结肿大。咽结膜热病程10天左右，有自限性。

（5）**细菌性咽-扁桃体炎** 多由溶血性链球菌引起。起病较急，可有恶寒及高热，体温可达39～40℃。幼儿可因高热而抽搐。咽痛明显，吞咽时尤重，甚至可放射到耳部。病程约7天左右。

二、中医辨证论治

（1）**风寒证** 症见恶寒发热，以恶寒为主，无汗，头身疼痛，鼻塞、喷嚏，流清涕或咽痒咳嗽，咯稀薄痰，舌苔白薄，脉浮数或浮紧。治宜辛温解表、疏风散寒。方用荆防败毒散加减。

（2）**风热证** 症见恶寒发热，以发热为主，自汗，口干微渴，咽喉肿痛或咳嗽，咳痰黄稠，苔薄微黄，脉浮数。治宜辛凉解表、祛风清热。方用银翘散加减。

（3）**暑湿证** 症见恶寒发热，头闷痛，肢体困重，胸闷或恶心呕吐，腹泻。舌苔薄腻或微黄，脉濡或濡数。治宜清暑利湿、芳香化浊。方用藿香正气散加减。

三、饮食原则

应多饮水，每天摄入液体总量应达到2500～5000mL之间。可饮用开水、清淡的菜汤以及新鲜的果汁，如西瓜汁、梨汁、甘蔗汁、藕汁等。亦应多食用蔬菜、水果等富含维生素的食物。宜清淡饮食。佐餐则宜选用各种酱菜、豆腐、肉松等清淡食品。

四、推荐食材

◎芫荽

芫荽提取液具有显著的发汗清热透疹的功能，其特殊香味能刺激汗腺分泌，促使机体发汗，透疹。

性　味：性温，味辛。

归　经：脾、肺经。

功　效：发汗透疹，消食下气，醒脾和中。

◎薄荷

薄荷既可作为调味剂，又可作香料，还可配酒、冲茶等。

性　味：性凉，味辛。

归　经：肺、肝经。

功　效：发散风热，清利头目，利咽，透疹。

◎西瓜

西瓜中含有大量的水分，具有很强的清热解暑功效。

性　味：性寒，味甘。

归　经：心、胃、膀胱经。

功　效：清热解暑，生津止渴，利尿除烦。

五、推荐药膳

◎芫荽黄豆汤

功　效：扶正解表。适宜急性上呼吸道感染风寒证。

配　料：新鲜芫荽15～30g，黄豆5～10g，食盐少许。

制　作：将芫荽洗净备用。黄豆洗净后，放入锅内，加水适量，煎煮15分钟后，再加入新鲜芫荽同煮15分钟。调入食盐调味即成，待温服食。

用　法：去渣喝汤，每日1剂，1次或分次服完。

◎桑菊薄荷饮

功　效：疏散风热，平肝明目。适宜急性上呼吸道感染风热证。

配　料：桑叶6g，菊花6g，薄荷3g，淡竹叶15g，蜂蜜适量。

制　作：把所有的材料都放一起加水煮沸，煮好之后将其当茶饮用即可。

用　法：每日2次，或随时饮用。

◎西瓜番茄汁

功　效：清热解暑，生津止渴。适宜急性上呼吸道感染暑湿证。

配　料：西瓜适量，西红柿适量。

制　作：先将西瓜取瓤去籽，西红柿用沸水烫2～3分钟，剥皮去籽，二者等量混匀，放入榨汁机中榨汁饮用。

用　法：每日2次，或随时饮用。

第二节 肺炎

一、一般表现

（一）概况

肺炎是指发生在终末气管、肺泡和肺间质的炎症。临床主要症状为发热、咳嗽、咳痰、痰中带血，可伴胸痛或呼吸困难等。幼儿性肺炎，症状常不明显，可有轻微咳嗽。细菌性肺炎是最常见的肺炎，也是最常见的感染性疾病之一。

（二）发病原因

引起肺炎的原因很多，如细菌、病毒、真菌、非典型病原体、理化因素。按解剖部位可分为大叶性肺炎、小叶性肺炎、间质性肺炎。按病程分为急性肺炎、迁延性肺炎、慢性肺炎。

（三）临床表现

肺炎主要表现为发热、咳嗽、气促、呼吸加快，重者可以累及其他部位，如累及心脏，可出现面色苍白、发灰、烦躁不安、尿少或无尿、颜面水肿；如累及大脑，可出现烦躁、嗜睡、抽搐、神志不清；如累及胃肠道，可以出现呕吐、腹泻、腹胀、食欲不振等，甚至出现消化道出血，呕吐咖啡样物质，或大便发黑、发红。

二、中医辨证论治

（1）外寒里热证 症见鼻塞流涕，恶寒无汗，咳喘较重，苔白，脉浮数，此乃肺气被遏、不得宣降。治宜清热散寒、宣肺定喘。方用麻杏甘石汤加味。

（2）温邪犯肺证 症见高热神昏，鼻干无涕，频咳少痰，苔薄黄，脉洪数。治宜清热解毒、宣肺止咳。方用银翘散加味。咳重加桔梗6g，炙枇杷叶9g；口渴重者加天花粉9g，玄参9g。

（3）燥邪伤肺证 症见唇、舌、鼻均干，干咳少痰，痰黏难以咯出，咽喉干痛，口渴，舌红，脉数。治宜养阴清燥、润肺止咳。方用桑杏汤加减。

（4）湿热郁肺证 症见胸满痰阻，鼻翼扇动，喉中痰声重浊，苔厚腻，脉滑数。治宜清肺开郁、涤痰祛浊。方用千金苇茎汤合贝母瓜蒌散加减。

三、饮食原则

肺炎患者日常的饮食中，应多吃富含优质蛋白质的食物。且应该多吃一些富含维生素A的食物，包括动物肝脏和鸡蛋黄等。

四、推荐食材

◎葱 白

葱白辛散发表，为治风寒感冒轻证之常用药。

性　味：性温，味辛、甘。

归　经：肺、胃经。

功　效：发汗解表，通达阳气。

◎鱼腥草

鱼腥草清热解毒，归肺经，善清肺热，尤善治疗肺痈。用于肺痈咳吐脓血、胸痛。

性　味：性微寒，味辛。

归　经：肺经。

功　效：清热解毒，消痈排脓，利水通淋。

◎芦 根

芦根用于热病津伤烦渴，胃热呕吐，肺痈，肺热咳嗽。

性　味：性寒，味甘。

归　经：肺、胃经。

功　效：清热生津，止呕，利尿。

◎冬 瓜

见上篇大暑推荐食材。

五、推荐药膳

◎生姜葱白粥

功　效：清热宣肺。适宜肺炎外寒里热证。

配　料：生姜5g、连须葱白2根、糯米适量。

制　作：将生姜捣烂，连须葱白切碎，与糯米一起煮粥，熟时加入米醋。

用　法：趁热服之。

◎复方鱼腥草粥

功　效：清热润燥，宣肺止咳。适宜肺炎燥邪伤肺证。

配　料：鱼腥草、金银花、芦根、生石膏各30g，竹茹9g，粳米100g，冰糖30g。

制　作：将前5味药用水煎，滤汁去渣，加粳米及适量水，共煮为粥，加冰糖，稍煮。

用　法：每日分2次服用。

◎金菊芦根饮

功　效：清热养肺。适宜肺炎温邪犯肺证。

配　料：金银花10～15g，菊花、冬桑叶各5～10g，苦杏仁5～9g，芦根15～20g，蜂蜜10～20g。

制　作：将前5味药用水煎，滤汁去渣，加蜂蜜及适量水，稍煮。

用　法：每日分2次服用。

◎冬瓜荷叶汤

功　效：清热宣肺，化痰止咳。适宜肺炎湿热郁肺证。

配　料：冬瓜300～500g，鲜荷叶50～60g，金银花10～15g，绿豆50～60g，冰糖适量。

制　作：将绿豆用清水浸泡半日；冬瓜洗净，去皮，切块；鲜荷叶切碎，与金银花一起用布包好。将冬瓜、绿豆与药包一同放入砂锅中，加水炖沸后，取出药包，加入冰糖稍炖后即成。

用　法：待温服食。

第三节　慢性支气管炎

一、一般表现

（一）概况

慢性支气管炎是由于感染或非感染因素引起气管、支气管黏膜及其周围组织的慢性非特异性炎症。临床出现有连续两年以上，每持续三个月以上的咳嗽、咳痰或气喘等症状。

（二）病因病机

因呼吸道具有完善的防御功能，故全身或呼吸道局部防御和免疫功能减退，则极易患慢性支气管炎，并且病情易反复发作而不愈。当机体抵抗力减弱时，气道在不同程度敏感性（易感性）的基础上，有一种或多种外因的存在，长期反复作用，可发展成为慢性支气管炎。

（三）临床表现

部分患者在起病前有急性支气管炎、流感或肺炎等急性呼吸道感染史。患者常在寒冷季节发病，出现咳嗽、咳痰，尤以晨起为著，痰呈白色黏液泡沫状，黏稠不易咳出。或有喘息，每年发病累计3个月，常可延续2年或以上。

二、中医辨证论治

慢性支气管炎依其临床表现多分为虚证、实证两大类。慢性支气管炎为久病，久病必虚，故本病的本质多属虚寒。主要见于慢性支气管炎急性发作期和慢性迁延期。

1-实证

（1）**风寒犯肺证** 症见咳喘气急，胸部胀闷，痰白量多，伴有恶寒或发热，无汗，口不渴，舌苔薄白而滑，脉浮紧。治宜宣肺散寒，化痰止咳。方用三拗汤加减。

（2）**风热犯肺证** 症见咳嗽频剧，气粗或咳声嘶哑，痰黄黏稠难出，胸痛烦闷。兼有鼻流黄涕，身热汗出，口渴，便秘，尿黄，舌苔薄白或黄，脉浮或滑数。治宜清热解表，止咳平喘。方用麻杏石甘汤加减。

（3）**痰浊阻肺证** 症见咳嗽，咳声重浊，痰多色白而黏，胸满窒闷，纳呆，口黏不渴，甚或呕恶，舌苔厚腻色白，脉滑。治宜燥湿化痰，降气止咳。方用二陈汤合三子养亲汤加减。

（4）**痰热郁肺证** 症见咳嗽，气息喘促，胸中烦闷胀痛，痰多色黄黏稠，咯吐不爽，或痰中带血，渴喜冷饮，面红咽干，尿赤，便秘，苔黄腻，脉滑数。治宜清热化痰，宣肺止咳。方用桑白皮汤加减。

（5）**寒饮伏肺证** 症见咳嗽，喘逆不得卧，咳吐清稀白沫痰，量多，冷空气刺激加重，甚至面浮肢肿，常兼恶寒肢冷，微热，小便不利，舌苔白滑或白腻，脉弦紧。治宜温肺化饮，散寒止咳。方用小青龙汤加减。

2. 虚证

（1）**肺气虚证**　症见咳嗽气短，痰涎清稀，反复易感，倦怠懒言，声低气怯，面色白，自汗畏风，舌淡苔白，脉细弱。治宜补肺益气，化痰止咳。方用补肺汤加减。

（2）**肺脾气虚证**　症见咳嗽气短，倦怠乏力，咳痰量多易出，面色白，食后腹胀，便溏或食后即便，舌苔薄白或薄白腻，舌质胖，边有齿痕，脉细弱。治宜补肺健脾，止咳化痰。方用玉屏风散合六君子汤加减。

（3）**肺肾阴虚证**　症见咳喘气促，动则尤甚，痰黏量少难咯，伴口咽发干，潮热盗汗，面赤心烦，手足心热，腰酸耳鸣，舌红苔薄黄，脉细数。治宜滋阴补肾，润肺止咳。方用沙参麦冬汤合六味地黄丸加减。

三、饮食原则

多吃含维生素A和维生素C丰富的食品，因维生素A对维持呼吸道上皮组织的正常功能、减轻咳嗽症状有一定的作用，应选用富含维生素A及胡萝卜素丰富的食物，如蛋黄、动物肝肾及绿色蔬菜、胡萝卜、西红柿等。补充足够的蛋白质，蛋白质的质和量对防治慢性支气管炎的作用很大。

四、推荐食材

◎杏仁

杏仁苦泄降气而具止咳平喘之效，故可用治多种咳喘病证。用治外感风寒，咳喘痰多。

性　味：性微温，味苦。

归　经：肺、大肠经。

功　效：止咳平喘，润肠通便。

◎橘红

橘红主治风寒咳喘痰多，呕吐呃逆，食积不化，脘腹胀痛。

性　味：性温，味苦。

归　经：肺、脾经。

功　效：燥湿化痰，理气，消食。

◎萝卜籽

萝卜籽用于食积腹胀，泻痢后重，痰壅咳喘。

性　味：性平，味辛、甘。

归　经：脾、胃、肺经。

功　效：消食除胀，降气化痰。

◎银耳

银耳用于营养不良、病产后体虚、高血压、血管硬化、眼底出血、肾性肾炎、肺热伤津、燥咳无痰、咳痰带血。

性　味：性平，味甘、淡。

归　经：肺、胃经。

功　效：滋阴润肺。

◎茯苓

茯苓用于水肿，泄泻，小便不利，痰饮，心悸，失眠。

性　味：性平，味甘、淡。

归　经：心、脾、肾经。

功　效：利水渗湿，健脾，安神。

◎鳝鱼

鳝鱼用于身体虚弱、气血不足、营养不良、子宫脱垂、糖尿病、心脑血管病、痔疮出血、肾虚腰痛、四肢无力、风湿麻痹。

性　味：性温，味甘。

归　经：肝、脾、肾经。

功　效：补中益气，养血固脱，温阳益脾，强精。

◎荸荠

见上篇立春推荐食材。

◎山药

见上篇立秋推荐食材。

五、推荐药膳

◎杏仁饼

功　效：宣肺止咳化痰，适宜慢性支气管炎风寒犯肺证。

配　料：杏仁20g，面粉400g，白糖150g，泡打粉5g。

制 作：将杏仁去皮、尖，文火焙干研成末。再将杏仁末、面粉、白糖、泡打粉同入盆内，加水适量，拌匀成形后，放进烤箱内烤熟至酥香为宜。

用 法：早餐或晚餐食服。

◎荸荠贝母梨水

功 效：生津润肺，清热泻火，适宜慢性支气管炎风热犯肺证。

配 料：荸荠10个，梨3个，贝母15g。

制 作：梨洗净后，在梨的上1/4处横着切开，上部分做盖，将梨核挖去，待用。将荸荠和贝母捣碎成粉末，分别放入3个梨中，盖上梨盖。将荸荠、贝母、梨放入蒸锅，用旺火蒸1小时取出，梨汁和果实一齐食用。

用 法：每日1次，趁热服完。

◎炒薏米怀山芡实粥

功 效：化痰止咳平喘，适宜慢性支气管炎痰浊阻肺证。

配 料：炒薏苡仁、山药、芡实各20g，大米100g。

制 作：将所有食材清洗后，熬成粥即可。

用 法：早晚温服。

◎橘红茶

功 效：清热化痰，止咳平喘，适宜慢性支气管炎痰热郁肺证。

配 料：橘红1片，绿茶4～5g。

制 作：将橘红和绿茶一起放入杯中，用沸水冲泡。

用 法：代茶饮。

◎二子粥

功 效：行气止咳，温化痰饮，适宜慢性支气管炎寒饮伏肺证。

配 料：炒白芥子6g，炒萝卜籽9g，橘皮6g，炙甘草6g。

制 作：将炒白芥子、炒萝卜籽、橘皮、炙甘草同入锅中煎煮30分钟，去渣取汁。

用 法：每日1剂，早晚温服，连用5日。

◎银贝雪梨汤

功 效：清热补肺，止咳化痰，适宜慢性支气管炎肺气虚证。

配　料：银耳（干）20g，梨200g，川贝母5g，冰糖30g。

制　作：将水发银耳拣去根蒂及杂质，洗净，撕成小片。将雪梨洗净削去皮，除去核与籽，切成小丁块。川贝母洗净。将处理好的银耳、雪梨、川贝母一起放入炖盅内，加入糖和水1杯，上笼蒸约1小时，取出即成。

用　法：早晚温服。

◎茯苓大枣粥

功　效：补肺健脾，止咳平喘，适宜慢性支气管炎肺脾气虚证。

配　料：茯苓粉100g，大枣30g，粳米150g，味精、食盐、胡椒粉各适量。

制　作：将粳米淘洗干净，将大枣去核，与茯苓粉一同放入锅内，加水适量，用武火煮沸后，改用文火煮至米烂粥稠。

用　法：早晚温服。

◎白鳝鱼沙参汤

功　效：滋阴润肺，清热化痰，适宜慢性支气管炎肺肾阴虚证。

配　料：活白鳝鱼250g，沙参15g，玉竹15g，百合24g，百部10g。

制　作：将鳝鱼去肠杂，洗净切碎与余药共加水适量炖熟，入少许盐调味，炖制1小时左右。

用　法：早晚温服。

第四节　支气管哮喘

一、一般表现

（一）概况

支气管哮喘是一种常见病、多发病，主要症状是发作性的喘息、气急、胸闷、咳嗽等。

（二）病因病机

空气污染、吸烟、呼吸道病毒感染、妊娠以及剧烈运动、气候转变等易诱发；多种非特异性刺激，如吸入冷空气、蒸馏水雾滴等都可诱发哮喘发作。此外，精神因素亦可诱发哮喘。

（三）临床表现

喘息和呼吸困难，在哮喘的先兆症状之后，出现胸闷、胸紧、气短和呼吸困难，喘息往往发作较为突然。如果哮喘较重，更长，可有胸痛。

二、中医辨证论治

（1）痰热阻肺证（发作期） 哮喘声高气粗，呼吸深长，呼出为快，体质较强，脉象有力。兼见咳嗽喘息，咳痰稀薄，形寒无汗，头痛，口不渴，苔薄白，脉浮紧，为风寒外袭；咳喘痰黏，咳痰不爽，胸中烦闷，咳引胸胁作痛，或见身热口渴，纳呆便秘，苔黄腻，脉滑数。治宜清肺泻热，化痰定喘。方用定喘汤加减。

（2）肺肾两虚证（缓解期） 哮喘声低气怯，气息短促，体质虚弱，脉象无力。兼见喘促气短，喉中痰鸣，语言无力，吐痰清稀，动则汗出，舌淡脉无力。治宜补肺固表，温肾纳气。方用玉屏风散合金匮肾气丸加减。

三、饮食原则

饮食要保证各种营养素的充足和平衡，特别应增加摄入抗氧化营养素。抗氧化营养素可以清除氧自由基，减少氧自由基对组织的损伤，减少发作次数，增加通气量。

四、推荐食材

◎ 丝瓜

丝瓜具有清热化痰，止咳平喘等作用。

性　味：性凉，味甘。

归　经：肝、胃经。

功　效：清热化痰，止咳平喘，通络。

◎ 猪肺

猪肺善治肺虚咳嗽、风寒久咳等。

性　味：性平，味甘。

归　经：肺、肾、大肠经。

功　效：补肺止咳；止血。

五、推荐药膳

◎ 丝瓜凤衣粳米粥

功　效：清热化痰，止咳平喘，调和脾胃，适宜支气管哮喘痰热阻肺证。

配　料：丝瓜10片，鸡蛋膜2张，粳米30g。

制　作：用鸡蛋膜煎水取汁，煮粳米粥1碗，加入丝瓜再煮熟，加盐、味精、麻油少许调味。

用　法：每日1次，趁温热服完。

◎ 杏仁猪肺粥

功　效：宣肺降气，化痰止咳，适宜支气管哮喘肺肾两虚证。

配　料：杏仁10g，猪肺90g，粳米60g。

制　作：制作将杏仁去皮、尖，洗净。猪肺洗净，切块，放入锅内出水后，再用清水漂洗净。将洗净的粳米与杏仁、猪肺一起放入锅内，加清水适量，文火煮成稀粥，调味即可。

用　法：随量食用。

第五节　肺结核

一、一般表现

（一）概况

肺结核是由结核分枝杆菌引起的肺部慢性传染性疾病。全球约90%的结核患者来自发展中国家，我国结核病的疫情呈现感染率高、患病率高、死亡人数多和地区患病率差异大的特点，是全国十大死亡原因之一。

（二）发病原因

感染源为人型结核分枝杆菌，飞沫传播是主要的传播途径，传染源主要是痰中带菌的肺结核患者。

（三）临床表现

患者表现为长期的午后低热、夜间盗汗；咳嗽咳痰、咯血、胸痛、呼吸困难；

育龄女性可有月经失调或闭经；部分人食欲不振、乏力及体重减轻。

二、中医辨证论治

中医称"肺痨"，中医认为肺结核的致病因素外系痨虫感染，内系正气虚弱，两者相互为因。

（1）肺阴亏虚证　干咳，咳声短促，咳少量黏痰，痰中带血，鲜红色，胸部隐痛，午后低热，少量盗汗，口干咽燥，神疲乏力，舌尖红、苔薄白，脉细数。治以滋阴润肺，化痰止咳。方用月华丸加减。

（2）阴虚火旺证　气急呛咳，痰少质黏，或者痰黄稠量多，时常咯血，色鲜红，呈现泡沫痰，午后潮热，盗汗量多，失眠易怒，胸胁痛，舌红，苔薄黄，脉细数。治以滋阴降火，清热化痰。方用百合固金汤、秦艽鳖甲散加减。

（3）气阴两虚证　咳嗽无力，气短声低，痰清稀色白、量多、偶有血丝，或咯血，血色淡红，午后潮热，畏风怕冷，自汗和盗汗并见，舌红边有齿痕，脉细弱而数。治以益气养阴，燥湿化痰。方用保真汤加减。

（4）阴阳两虚证　咳喘少气，痰色白有沫，或夹血丝、血色暗淡，潮热、盗汗、自汗，声音嘶哑或失音，面浮肢肿，肢冷形寒，口舌生疮，舌红少津、淡胖有齿痕，脉微细而数。治以滋阴补阳。方用补天大造丸加减。

三、饮食原则

肺结核为慢性消耗性疾病，宜食补益形体之食物，增强体质。补肺养阴，肺脾同养，补肾纳气。饮食上禁忌烟酒、辛辣刺激、温热香燥之食物；少食生冷之品；宜食高热量、高蛋白、富含维生素且具有祛痰润燥、生津健脾、益肺之食物。

四、推荐食材

◎鸭梨

鸭梨又名快果、玉乳，肉质极细酥脆，清香多汁，味甜微酸，常食鸭梨有很好的养生保健功效。

性　味：性寒，味甘。

归　经：肺、胃经。

功　效：止渴生津，清热润燥，化痰止咳，解酒。

◎芭蕉花

芭蕉花用于胸膈饱胀，脘腹痞满，吞酸反胃，呕吐痰涎，头目昏眩，心悸怔怵，妇女经行不畅。

性 味：性凉，味淡。

归 经：肺、胃经。

功 效：化痰软坚，平肝，化瘀，通经。

◎板栗

见上篇秋分推荐食材。

◎大枣

见上篇立秋推荐食材。

五、推荐药膳

◎黑豆炖梨

功 效：滋阴生津，润肺止咳，适宜肺结核肺阴亏虚证。

配 料：黑豆30g，鸭梨2个，冰糖适量。

制 作：将黑豆洗净泡发，将梨洗净切成片，备用。将备好的黑豆和梨放入锅中，加入适量水，温火炖40分钟。至将要熟烂时加入适量冰糖，取出食用即可。

用 法：随量食用。

◎芭蕉猪肺汤

功 效：滋阴清热，清金降火，适宜肺结核阴虚火旺证。

配 料：芭蕉花60g，猪肺250g，生姜3片，调料适量。

制 作：将猪肺洗净，切块，放锅中，加清水煮沸后，去浮沫，下芭蕉花、生姜及调料等，煮至猪肺烂熟后，食盐、味精调服。

用 法：随量食用。

◎银耳大枣粥

功 效：滋阴清热，益气养血，补肾强精，适宜肺结核气阴两虚证。

配 料：银耳10g，大枣5枚，粳米100g，白糖适量。

制 作：将银耳用清水泡发，去杂洗净，撕碎。将大枣、粳米洗净，备用。锅内加水适量，放入大枣、粳米煮粥。八成熟时加入银耳，再煮至完全熟烂即可。依据个人口味加入适量白糖调味。

用 法：随量食用。

◎山药板栗炖猪肉

功 效：滋阴补阳，化痰止咳，适宜肺结核阴阳两虚证。

配 料：山药50g，板栗50g，猪瘦肉100g，植物油30g，葱50g，姜2片，精盐、酱油适量。

制 作：将山药洗净，切成段备用，板栗剥皮备用。猪瘦肉依据个人喜好切成大小合适的块状。将植物油倒入锅中，上火热锅，将备好的葱、姜、猪瘦肉放入锅中爆香。在锅中加入3碗水，同时加入精盐和酱油。小火慢炖1小时至完全熟烂，取出食用即可。

用 法：随量食用。

第五章　消化系统疾病

第一节　急性胃炎

一、一般表现

（一）概况

急性胃炎指的是由于不同病因而引发的胃黏膜急性炎症，临床症状主要有腹痛、腹胀、无食欲、恶心、呕吐，严重者甚至出现呕血、腹泻、大便带血及怕冷等症状，严重影响患者的工作、学习和生活。临床上以急性单纯性胃炎最为常见。急性胃炎在中医学属于胃痛范畴，其病机为诸邪阻滞于胃部或胃络失养所致。

（二）发病病因

（1）理化因素：过冷、过热、过于粗糙的食物，刺激性的食物、药物均可刺激胃黏膜，破坏黏膜屏障。

（2）生物因素：包括细菌及其毒素。临床中以金黄色葡萄球菌感染较为常见。

（3）内、外源性刺激：内源性包括情绪、变态反应和应激状态等。外源性包括异物、胃石或放射治疗。

（三）临床表现

起病急，有误食不洁净食物病史，数小时至24小时发病，常表现为中上腹疼痛或腹部绞痛，厌食、呕恶、腹泻、稀水样便。严重者可见发热、脱水、呕血、休克等。

二、中医辨证论治

急性胃炎属中医胃痛范畴，病因为饮食伤胃、外邪犯胃、脾胃素虚、情志不畅。

（1）寒邪客胃证　胃痛暴作，恶寒喜暖，得温痛减，遇寒加重，口淡不渴，或喜热饮。舌淡苔薄白，脉弦紧。治以温胃散寒，理气止痛，方用香苏散合良附丸加减。

（2）饮食伤胃证　胃脘疼痛，胀满拒按，嗳腐吞酸，或呕吐不消化食物，其味腐臭，吐后痛减，不思饮食，大便不爽，得矢气及便后稍舒。舌苔厚腻，脉滑。治以消食导滞，和胃止痛，方用保和丸加减。

（3）肝气犯胃证　胃脘胀痛，痛连两胁，遇烦恼则痛作或痛甚，嗳气、矢气则痛舒，胸闷嗳气，喜长叹息，大便不畅。舌苔多薄白，脉弦。治以疏肝解郁，理气止痛，方用柴胡疏肝散加减。

（4）湿热中阻证　胃脘疼痛，痛势急迫，脘闷灼热，口干口苦，口渴而不欲饮，纳呆恶心，小便色黄，大便不畅。舌红，苔黄腻，脉滑数。治以清化湿热，理气和胃，方用清中汤加减。

（5）瘀血停胃证　胃脘疼痛，如针刺，似刀割，痛有定处，按之痛甚，痛时持久，食后加剧，入夜尤甚，或见吐血黑便。舌质紫暗或有瘀斑，脉涩。治以化瘀通络，理气和胃，方用失笑散合丹参饮加减。

（6）脾胃虚寒证　胃痛隐隐，绵绵不休，喜温喜按，空腹痛甚，得食则缓，劳累或受凉后发作或加重，泛吐清水，神疲纳呆，四肢倦怠，手足不温，大便溏薄。舌淡苔白，脉虚弱或迟缓。治以温中健脾，和胃止痛。方用黄芪建中汤加减。

三、饮食原则

（1）养成良好的饮食习惯：进食应当细嚼慢咽，使食物在口腔内与唾液充分混合，有助于消化；饮食要有规律，不宜过饥过饱，以免刺激胃酸分泌而损害胃黏膜，应少食多餐。忌食生冷、油腻、粗糙、辛辣的食物，以免使胃黏膜遭受不良刺激。

（2）主食以面食、稀粥或软饭为宜：口味宜淡，忌过咸、过甜、过多饮用浓茶、咖啡。

（3）可选食物：营养不良或贫血的患者宜选用蛋类、动物肝肾及新鲜蔬菜。胃酸过多可选用牛奶、奶油、豆浆、菜泥、淀粉、涂黄油烤面包、带碱馒头、面包等。胃酸过少可选用浓肉汤、鸡汤、酸味水果、果汁及带香味的调味品，以刺激胃酸分泌。

四、推荐食材

◎莲藕

见上篇大暑推荐食材。

◎鹌鹑肉

见上篇小雪推荐食材。

五、推荐药膳

◎老姜红糖膏

功　效：具有温中散寒止痛功效，适用于寒邪客胃型急性胃炎。

配　料：老姜250g，红糖250g。

制　作：将生姜捣汁去渣，隔汤蒸沸，将红糖溶入收膏。

用　法：每日早、晚各服1次，4日服完。

◎鲜藕粥

功　效：健脾，开胃，止泻。适用于中老年人体虚，食欲不振，口干舌燥等。适用于饮食伤胃型急性胃炎。

配　料：鲜莲藕适量，粳米100g，红糖少许。

制　作：将鲜莲藕洗净，切成薄片，粳米淘净。将粳米、藕片、红糖放入锅内，加清水适量，用武火烧沸后，转用文火煮至米烂成粥。

用　法：每日1次，连服3日。

◎佛手柑粳米粥

功　效：疏肝理气和胃。适用于肝气犯胃型急性胃炎。

配　料：佛手柑15g，粳米100g，冰糖少许。

制　作：将佛手柑洗净，煎煮，去渣留汁，再与淘洗净的粳米、冰糖同煮成粥。

用　法：每日早、晚温热服食。

◎清热祛湿粥

功　效：清热祛湿。适用于湿热中阻型急性胃炎。

配　料：赤小豆30g，白扁豆、薏苡仁、木棉花、芡实各20g，灯芯花、川萆薢各10g，赤茯苓15g。

制　作：将川萆薢、赤茯苓、木棉花、灯芯花洗净水煎至2碗，去渣取汁，加入赤小豆、白扁豆、薏苡仁、芡实同煮成粥。

用　法：每日1次，连服3日。

第二节 慢性胃炎

一、一般表现

（一）概况

慢性胃炎指多种因素引起的胃部慢性炎症或者胃黏膜炎性病变，发病率高，约占接受胃镜检查病人的80%～90%，男性多于女性，随年龄增长发病率逐渐增高。慢性胃炎的机制是胃黏膜受损后再生，出现黏膜改建，最终导致原有胃部腺体的萎缩或消失。

（二）发病病因

（1）幽门螺杆菌感染：幽门螺杆菌感染为慢性胃炎的最主要病因，有人将其称为幽门螺杆菌相关性胃炎。

（2）十二指肠-胃反流：慢性胃炎，消化吸收不良及动力异常等所致。长期反流，可导致胃黏膜慢性炎症。

（3）自身免疫：胃体腺壁细胞分泌盐及黏蛋白，称为内因子，能与食物中的维生素B_{12}结合形成复合物，不易被酶消化。

（4）年龄因素和胃黏膜营养因子缺乏：年龄较大患者的胃黏膜通常出现小血管的变形扭曲，导致胃部血液循环不畅，可视为老年人胃黏膜退行性改变。另外，长期的消化不良、食物单一、营养缺乏均可使胃黏膜修复再生功能降低，炎症慢性化，上皮增殖异常及胃腺萎缩。

（三）临床表现

大多数患者无明显症状。可表现为中上腹部不适、饱胀、钝痛、烧灼痛等，也可呈现食欲不振、嗳气、泛酸、恶心等消化不良症状。体征多不明显，有时上腹部轻压痛。恶性贫血者常有全身衰弱、疲软、可出现明显厌食、体重减轻、贫血、一般消化道症状较少。

二、中医辨证论治

慢性胃炎属中医学"胃脘痛""痞满""吞酸""嘈杂""纳呆"等病范畴。中医认为，慢性胃炎多因长期情志不遂，饮食不节，劳逸失常，导致肝气郁结，脾失健运，胃脘失和，日久中气亏虚，从而引发种种症状。

（1）**肝胃不和证**　胃脘胀痛或痛窜两胁，嗳气频繁，嘈杂泛酸，舌质淡红，苔薄白，脉弦。治则以疏肝理气，和胃解郁，方用柴胡疏肝散加减。

（2）**脾胃虚弱（含虚寒）证**　胃脘隐痛，喜按喜暖，食后脘闷，纳呆少食，便溏腹泻，四肢乏力，舌质淡红，有齿印，苔薄白或白，脉沉细。治以清热化湿，和中醒脾，方用黄芪建中汤加减。

（3）**脾胃湿热证**　胃脘灼热胀痛，口苦口臭，脘腹痞闷，渴不欲饮，舌质红，边尖深红，苔黄厚或腻。脉滑或濡数。治以清热化湿，和中醒脾，方用清中汤加减。

（4）**胃络瘀阻证**　胃脘痛有定处，不喜按或拒按，大便潜血阳性或黑便，舌质暗红或紫暗，有瘀点，脉弦涩。治以活血化瘀，行气止痛，方用失笑散合丹参饮加减。

（5）**脾虚气滞证**　胃脘胀满或胀痛，胃有沉重感，食欲不振，食后腹胀，嗳气频发。舌体胖，质淡红，苔薄白。脉沉缓或沉细。治以健脾理气，活血化瘀，方用四君子汤合四逆散加减。

三、饮食原则

针对不同病因，坚持治疗，按时服药，养成良好的饮食习惯，做好调护。胃酸分泌多的患者少食刺激性食物，相反胃酸分泌过低的患者可以适量摄入酸性或刺激胃酸分泌的食物；忌食生冷及过量辛辣食物；饮食宜软烂，易消化，含纤维多的食物不宜太多；烹调忌煎炸，宜选用炖煮等方法；少食多餐。

四、推荐食材

◎胡萝卜

见上篇寒露推荐食材。

◎山药

见上篇立秋推荐食材。

五、推荐药膳

◎胡萝卜炒陈皮瘦肉丝

功　效：疏肝和胃。适用于肝胃不和型慢性胃炎。

配　料：胡萝卜200g，陈皮10g，猪瘦肉100g。

制　作：胡萝卜切丝，猪瘦肉切丝后加盐、黄酒拌匀，陈皮浸泡至软切丝。

先炒胡萝卜至成熟后出锅，再用油炒肉丝、陈皮3分钟，加入胡萝卜丝、少许盐、黄酒同炒至干，加水少量焖烧3~5分钟，撒入香葱即成。

用　法：正餐食用。

◎ 山药扁豆粥

功　效：增强人体免疫功能，补益脾胃。常食抗病防病、益寿延年。适用于脾胃虚弱型慢性胃炎。

配　料：山药30g，白扁豆15g，粳米50g，白糖少许。

制　作：粳米淘净，白扁豆洗净，山药切成片；将粳米、白扁豆放入锅内，加清水适量，武火烧沸，文火煨煮，至八成熟时，加入山药片、白糖，继续煮至米烂成粥。

用　法：每日1次，连服3日。

◎ 和中化湿汤

功　效：健脾除湿，清利湿热。适用于脾胃湿热型慢性胃炎。

配　料：木棉花30g，鸡蛋花30g，槐花30g，薏苡仁30g，猪瘦肉100g，炒扁豆30g，陈皮或砂仁12g。

制　作：木棉花、鸡蛋花、槐花、薏苡仁、猪瘦肉、炒扁豆、陈皮或砂仁洗净一同放入砂煲中，加清水适量，用大火煲开，再转小火煲1小时即可。

用　法：每日1次，连服3日。

◎ 桃仁粥

功　效：活血化瘀。适用于胃络瘀阻型慢性胃炎。

配　料：桃仁10g，粳米100g。

制　作：将桃仁洗净，浸泡后除去皮尖，放入锅中加适量水煎煮取汁。将粳米淘洗干净后放入锅中，加入桃仁药液，再添加适量水煮开，改用小火煮成粥即可。

用　法：每日1次，连服3日。

◎ 胡萝卜怀山药内金汤

功　效：调节脾胃升降功能。适用于脾虚气滞型慢性胃炎。

配　料：胡萝卜250g，怀山药20~30g，鸡内金10~15g。

制　作：首先将胡萝卜洗净，切块；放入怀山药、鸡内金与胡萝卜同煮30分钟，煮后加入少许红糖，即可食用。

用　法：每日1次，连服3日。

第三节　消化性溃疡

一、一般表现

（一）概况

消化性溃疡多发生在胃和十二指肠。胃酸过多刺激胃黏膜，影响胃的消化功能是其形成的基本因素。胃镜检查人群中10.3%～32.6%属于消化性溃疡。任何年龄段均可见，以20～50岁的人群居多，其中男性多于女性。

（二）发病病因

引起消化性溃疡的原因主要包括过量分泌胃酸，幽门螺杆菌感染和胃黏膜受损，胃蠕动减弱，胆汁反流等，还与遗传、药物、环境、精神等因素有关。

（三）临床表现

上腹痛或不适为主要症状，性质可有钝痛、灼痛、胀痛、剧痛、饥饿样不适，可能与胃酸刺激溃疡壁的神经末梢有关，常有以下特点：①慢性过程，病史可达数年或十余年；②周期性发作，发作期可为数周或数月，缓解期亦是长短不一，发作有季节性，多在秋冬和冬春之交发病；③部分患者有进餐相关节律性上腹痛，如饥饿痛或餐后痛；④腹痛可被抑制或抗酸剂缓解。部分无典型的疼痛，仅表现为腹胀、厌食、嗳气、反酸等消化不良症状。

二、中医辨证论治

消化性溃疡在中医属于"胃脘痛""呕吐""吐酸"等范畴。病机演变较为复杂，常涉及多个脏腑。

（1）肝气犯胃证　胃脘胀满，攻撑作痛，脘痛连胁，嗳气则舒，情志不舒时加重，泛吐酸水，胸闷喜太息，食少。舌苔薄白，脉弦。治以疏肝理气，方用柴胡疏肝散加味。

（2）肝胃郁热证　胃脘灼痛，痛势急迫，食入即痛，泛酸嘈杂，口干口暗，烦躁易怒，大便秘结。舌红苔黄，脉弦数。治以和胃泄热。方用化肝煎加味。

（3）胃阴不足证　胃痛隐隐，饥饿时加重，口燥咽干，渴不欲饮，五心烦热，似饥而不欲食，或纳呆，时作干呕，大便干燥。舌红少津有裂纹，苔少或花剥，脉细数。治以益胃养阴，方用一贯煎合芍药甘草汤加减。

（4）**胃络瘀血证** 胃脘疼痛，痛有定处而拒按，痛如针刺或刀割，甚者呕血、便血。舌紫暗，有瘀斑、瘀点，脉涩。治以和胃化瘀，方用失笑散合丹参饮加减。

（5）**中焦虚寒证** 胃痛隐隐，喜按喜暖，纳食减少，呕吐清涎，大便稀薄，倦怠乏力，神疲懒言，畏寒肢冷。舌淡胖，脉沉细或迟。治以健脾温中，方用黄芪建中汤合良附丸加减。

三、饮食原则

合理搭配，不应偏食；饮食清淡，少食煎烤类食物；食材新鲜丰富，冷热适宜；规律进食，细嚼慢咽。

四、推荐食材
◎柠檬

柠檬又称柠果、洋柠檬、益母果等。其味极酸，肝虚孕妇最喜食，故称益母果。可作为上等调味料，用来调制饮料菜肴、化妆品和药品。富含维生素C，能化痰止咳，生津健胃。

性　味：性大寒，味甘、酸。

归　经：肝、胃经。

功　效：化痰，止咳，生津，健脾。

◎金橘

金橘富含维生素A、维生素P，为高血压、血管硬化、心脏疾病的辅助调养食物。

性　味：性温，味辛、甘、酸。

归　经：肝、胃经。

功　效：行气解郁，生津消食，化痰利咽，醒酒。

五、推荐药膳
◎砂仁藕粉

功　效：疏肝理气和胃。适用于肝气犯胃型溃疡。

配　料：砂仁2g，木香1g，适量的白糖和藕粉。

制　作：砂仁和木香在砂锅内炒干并研成面后，与藕粉和白糖一起放入碗中，冲入沸腾的开水即可。

用　法：每日服用2次，可以缓解疼痛。

◎金橘根煲猪肚

功　效：健脾开胃，行气止痛。适用于老年胃溃疡、十二指肠球部溃疡、慢性胃炎属脾胃气滞者，症见胀满疼痛等。也适用于肝胃郁热型溃疡。

配　料：金橘根30g，猪肚150g。

制　作：猪肚洗净切成小块，放入金橘一起加水4碗煎至1碗半，再加少量盐、油少许调味即成。

用　法：正餐食用。

◎炒木须肉片

功　效：养阴和胃。适用于胃阴不足型溃疡。

配　料：黄花菜干品20g，黑木耳干品10g，猪瘦肉60g。

制　作：黑木耳用水浸泡洗净，黄花菜稍浸泡，滤干。猪瘦肉切薄片拍松，加细盐、黄酒拌匀。植物油2匙，用中火烧热油，倒入肉片稍炒断生，再倒入木耳、黄花菜同炒，加细盐、黄酒适量，炒出香味后，加淡肉汤或清汤半小碗，焖烧8分钟，撒上香葱，拌炒几下即可。

用　法：正餐食用。

◎鸡蛋炖三七

功　效：活血化瘀止痛。适用于胃络瘀血型溃疡。

配　料：鸡蛋1个，蜂蜜30g，三七粉3g。

制　作：将鸡蛋打入碗中搅拌，加入三七粉拌匀，隔水炖熟再加蜂蜜调匀即可。

用　法：每日1剂。

◎桂皮红糖饮

功　效：温胃散寒。适用于中焦虚寒型溃疡。

配　料：桂皮15g，红糖10g。

制　作：桂皮15g，水煎去渣取汁，加入红糖10g，调匀热饮。

用　法：每日1次，连服3日。

第四节　脂肪肝

一、一般表现

（一）概况

脂肪肝指多种原因造成肝细胞内脂肪堆积过多的病变，是一系列病理性肝脏损伤疾病的总称，其包括单纯脂肪性肝病、脂肪性肝炎、肝纤维化或肝硬化。脂肪肝的患病率不断增高，有可能发展成肝硬化、肝癌等严重疾病。

（二）发病病因

（1）非酒精性脂肪肝：发病机制尚未完全明确。常见致病因素包括：肥胖、2型糖尿病、高脂血症等。

（2）酒精性脂肪肝：主要是长期大量饮酒导致中毒性肝损伤，短期严重酗酒也可诱发肝细胞损害或肝功能衰竭。

（三）临床表现

脂肪肝患者大多肥胖，有疲乏感。依据症状轻重，分为轻度、中度和重度。轻度脂肪肝一般没有明显症状；中、重度脂肪肝有类似慢性肝炎的表现，食欲不振、疲倦乏力、恶心、呕吐、肝区或右上腹隐痛、黄疸等，伴有肝肿大，肝区触痛、压痛明显，少数病人可有脾肿大。

二、中医辨证论治

中医没有脂肪肝这个病名，根据临床表现，属于胁痛、肝着、肝积、痞满等病症范畴。

（1）痰湿阻遏证　形体肥胖，胸胁胀闷，肝区胀闷不适，眩晕头重，肢体沉重，腹胀乏力，纳呆口黏，或有恶心欲吐，舌苔滑腻，脉弦滑。治以化痰祛湿，理气消积，方用泽泻饮合京三棱丸加味。

（2）气滞血瘀证　胁肋疼痛或有包块，心胸刺痛，面色黧黑，皮下瘀点，舌下静脉曲张，舌尖边有瘀点或瘀斑，脉沉涩。治以行气疏肝，活血化瘀，方用肥气丸和鳖甲煎丸加减。

（3）肝肾阳虚证　肥胖乏力，肝区满闷，腰酸腿软，阳痿，舌淡，苔白，脉沉细无力。治以温补肝肾，散寒消积，方用肥气丸加减。

三、饮食原则

（1）低热量饮食：合理控制热量的摄入量。

（2）限制脂肪摄入：脂肪中的必需脂肪酸参与磷脂的合成，能使脂肪从肝脏中顺利运出，适量摄入，对预防脂肪肝有利。但要注意过高的脂肪摄入可使热能增高，不利于改善病情。

（3）减少碳水化合物的摄入：过多摄入碳水化合物可引起体脂增多及肝内脂肪堆积，加重肝负担。

四、推荐食材

◎龙眼肉

见上篇寒露推荐食材。

◎黑木耳

见上篇处暑推荐食材。

五、推荐药膳

◎黄芪山药薏苡仁粥

功　效：化痰除湿。适用于痰湿阻遏型脂肪肝。

配　料：黄芪、山药、麦门冬、薏苡仁、竹茹各20g，糖适量，粳米50g。

制　作：先将山药切成小片，与黄芪、麦门冬、竹茹一起泡透后，再加入所有材料，加水用火煮沸后，再用小火熬成粥。

用　法：每日1次，连服3日。

◎黑木耳蛋汤

功　效：行气，活血，化浊。适用于气滞血瘀型脂肪肝。

配　料：黑木耳10g，鸡蛋1枚。

制　作：将黑木耳用温水泡开、去除杂质；后用水轻煮打入鸡蛋；加入少量盐、麻油、味精等调味品即成。

用　法：佐餐食用。

◎龙眼玫瑰粥

功　效：清新体香，促进血液循环，气血双补。常食可悦人容颜，治疗胃痛，安抚情绪。适用于肝肾阳虚型脂肪肝。

配　料：龙眼肉20枚，玫瑰花5朵、糯米30g。

制　作：糯米洗净，先将糯米煮半熟，放入龙眼肉、玫瑰花，煮熟后少加冰糖即可。

用　法：佐餐食用。

第五节　慢性胆囊炎

一、一般表现

（一）概况

慢性胆囊炎指胆囊部位慢性炎症引起的病变，本病发病率较高，可反复发作。

（二）发病病因

慢性胆囊炎主要由五个方面引起，包括细菌感染、病毒感染、寄生虫感染、胆汁化学成分改变与胰液反流入胆囊。

（三）临床表现

慢性胆囊炎的临床表现颇不一致，但总以胆区疼痛为主要症状。病情呈慢性迁延过程，有轻重交替、反复发作的特点。部分病例可有胆绞痛，以及大便干燥、稀溏或黏滞不爽等。

二、中医辨证论治

中医病因为肝气郁结，气阻络痹而致胁肋胀痛；肝胆湿热，胆失疏泄而致胁痛；脾气虚弱，因虚致胁痛；肝阴不足，肝脉失养而致胁痛；瘀血停着，阻于胁络而致胁痛。

（1）肝胆湿热证　胁痛较著，口干口苦，口渴喜饮或渴不多饮；心烦易怒，夜寐不宁，头晕胀痛；胸闷纳呆，恶心呕吐，小便黄赤，大便秘结或黏滞不爽。或伴有低热，甚或目黄；舌红、苔黄或黄腻，脉弦或弦数。治以疏肝利胆，清热通腑，方用大柴胡汤加减或龙胆泻肝汤加减。

（2）脾虚肝郁证　胁痛隐隐，以胀坠为主，或仅有胀坠感觉；嗳气脘闷，腹胀纳少，倦怠乏力，不喜生冷食物或遇冷则腹泻。大便溏薄或初头干而后溏。劳累或生气后加重。舌淡胖有齿痕，苔薄白，脉弦而无力或沉细。治以健脾益气、疏肝利胆；或用扶正祛邪之法，方用健脾利胆汤加减。

（3）肝阴不足证　胁肋隐痛，遇劳或生气加重，口干咽燥，五心烦热，头晕目眩，耳鸣多梦，大便秘结，小便黄。舌红少苔，脉细弦或细数。治以滋阴养血、疏肝理气，方用一贯煎加减。

三、饮食原则

饮食清淡、易消化、低盐低脂，多食新鲜蔬菜水果，少食高胆固醇食物，忌食生冷、辛辣、厚腻之品。

四、推荐食材

◎茴香

茴香含有丰富的维生素B_1、B_2、C、B_3、胡萝卜素以及纤维素等丰富的营养成分，具有特殊的香味，可以刺激肠胃的神经血管，具有健胃理气的功效。

性　味：性温，味辛、甘。

归　经：脾、肾经。

功　效：温阳散寒，理气止痛。可治寒疝，少腹冷痛，肾虚腰痛，胃痛，呕吐，干、湿脚气等。

◎山楂

见上篇立秋推荐食材。

五、推荐药膳

◎白茅根炖肉

功　效：清肝利胆，除湿退热。适用于肝胆湿热型胆囊炎。

配　料：鲜白茅根50g，猪肉500g。

制　作：白茅根、猪肉洗净，肉切片，白茅根切成小段，一同入砂锅中，加葱、姜，清水适量，先用大火烧沸，再用小火慢炖至肉熟烂，除去葱、姜、白茅根，加入精盐、味精即可。

用　法：吃肉喝汤。

◎茴香饼

功　效：温肾散寒，和胃理气。适用于脾虚肝郁型胆囊炎。

配　料：鲜茴香250g，面粉、花生油、盐、调味料适量。

制　作：将茴香洗净、切碎，放入花生油及盐、调味料拌匀，和面烙成茴香馅饼。

用　法：正餐食用。

◎鳖鱼汤

功　效：滋阴养肝。适用于肝阴不足型胆囊炎。

配　料：鳖1只，枸杞子30g，熟地15g，鲜山药100g。

制　作：将鳖去肠杂及头、爪，洗净；鲜山药去皮，切段。将熟地用纱布包好后，与鳖及枸杞子、鲜山药共煮至肉熟，弃药包调味即可。

用　法：正餐食用。

第六节　慢性腹泻

一、一般表现

（一）概况

腹泻指频繁排出稀便或稀水样便。急性腹泻通常发病迅速且有可能持续5～10天。而慢性腹泻的持续时间相对要长。

（二）发病病因

全身性疾病，例如糖尿病、甲状腺功能亢进等；肝胆胰疾病，例如肝硬化、胰腺炎等；胃肠道疾病，都可以引起慢性腹泻。

（三）临床表现

（1）腹泻：病位多在直肠或乙状结肠，主要症状为便意频繁、里急后重、便质稀溏或稀水样。

（2）腹泻伴随症状：常伴有发热、消瘦、腹痛、腹部肿胀或消化性溃疡等。

二、中医辨证论治

中医将腹泻称为泄泻，慢性泄泻发病缓慢，病程较长，迁延日久，每因饮食不当、劳倦过度而复发，常以脾虚为主，或病久及肾出现五更泄泻、腰酸怕冷等症状。

（1）湿热泄泻证　泄泻腹痛，泄下急迫，或泄而不爽，粪色黄褐，气味臭秽，肛门灼热，烦热口渴，小便短黄，苔黄腻，脉滑数或濡数。治以清热化湿，方用葛根芩连汤加减。

（2）**食滞胃肠证** 腹痛肠鸣，泻下粪便臭如败卵，泻后痛减，伴有不消化之物，脘腹痞满，嗳腐吞酸，纳呆。苔垢浊厚腻，脉滑。治以消食导滞，方用保和丸加减。

（3）**脾虚泄泻证** 大便时溏时泻，迁延反复，完谷不化，饮食减少，食后脘闷不舒，稍进油腻食物，则大便次数明显增加，面色萎黄，神疲倦怠。舌淡苔白，脉细弱。治以健脾益气，方用参苓白术散加减。

三、饮食原则

（1）低脂少渣饮食：瘦肉、鸡、虾、鱼、豆制品等。

（2）多食用高热量、高蛋白质食物：鸡蛋、瘦肉、鱼、鸡肉、豆腐等。

（3）可食用优质蛋白质食物中的鱼、瘦肉、蛋类及各种豆制品，其少油腻、富营养，可适当选用。

（4）慢性腹泻出现脱水现象时，要及时补充淡盐开水，以弥补水和盐分的丢失：如藕粉、牛奶、菜汁、果汁、鸡蛋汤、软面和稀粥等。

（5）多食健脾止泻的食物：例如薏苡仁、山药、板栗、芡实、茶叶、大蒜、大枣、扁豆等。

四、推荐食材

◎山药

见上篇立秋推荐食材。

◎豆腐

见上篇小满推荐食材。

五、推荐药膳

◎薯蓣芡实扁豆粥

功　效：健脾止泻。适用于脾虚泄泻。

配　料：山药15g，芡实15g，扁豆10g，粳米100g。

制　作：将薯蓣、芡实、扁豆三味药加水煮沸15～20分钟，取煎煮三药所得到的药汁，将粳米放入药汁中，煮熟即可食用。

用　法：佐餐食用。

◎金钱草粥

功　效： 清热祛湿止泻。适用于湿热泄泻。

配　料： 新鲜金钱草60g，粳米50g，冰糖15g。

制　作： 金钱草洗净，水煎取汁，粳米淘洗干净，倒入药汁，加水适量，煨煮成粥，入冰糖攒拌溶化。

用　法： 随宜服食。

◎沙参佛手粥

功　效： 行气导滞，和胃止泻。适用于食滞胃肠型泄泻。

配　料： 沙参、山药、莲子、佛手各20g，糖适量，粳米50g。

制　作： 先将山药切成小片，与莲子、沙参一起泡透后，再加入所有材料，加水用火煮沸后，再用小火熬成粥。

用　法： 佐餐食用。

第七节　便秘

一、一般表现

（一）概况

便秘指排便次数减少，每周排便不足2~3次或者2~3天排便1次，同时粪便量少而干。发病率高、持续时间长，严重时还伴有肛门疼痛或影响正常生活。

（二）发病病因

发病与年龄、不良生活习惯和精神因素有关。还与消化道器质性病变、全身性疾病、药物因素相关。

（三）临床表现

排便困难，粪便干结，数天甚至1周排便1次，便时左腹痉挛性痛与下坠感，伴随有全身乏力、头晕、头痛、口苦、食欲减退、下腹不适、腹胀、排气多等症状。

二、中医辨证论治

中医学认为便秘是大便秘结不通，排便时间延长，或欲大便而艰涩不畅的一种病证。便秘的病因是多方面的，其中主要的有外感寒热之邪，内伤饮食情志，病后体虚，阴阳气血不足等。

（1）肠胃积热证　大便干结，腹胀腹痛，面红身热，口干口臭，心烦不安，小便短赤，舌红苔黄燥，脉滑数。治以泻热导滞，润肠通便，方用麻子仁丸加减。

（2）气机郁滞证　大便干结，或不甚干结，欲便不得出，或便而不畅，肠鸣矢气，腹中胀痛，胸胁满闷，嗳气频作，饮食减少，舌苔薄腻，脉弦。治以顺气导滞，方用六磨汤加减。

（3）阴虚证　大便干结，如羊屎状，形体消瘦，头晕耳鸣，心烦失眠，潮热盗汗，腰酸膝软，舌红少苔，脉细数。治以滋阴润肠通便，方用增液汤加减。

（4）阳虚证　大便或干或不干，皆排出困难，小便清长，面色㿠白，四肢不温，腹中冷痛，得热痛减，腰膝冷痛，舌淡苔白，脉沉迟。治以温阳润肠通便，方用济川煎加减。

三、饮食原则

（1）含纤维多的食物：各种粗粮，如燕麦；蔬菜，如油菜、芹菜、胡萝卜；水果，如草莓等。

（2）含脂肪酸多的食物：各种坚果和植物种子，如杏仁、核桃仁、腰果仁、各种瓜子仁、芝麻等，便秘患者应该多吃含脂肪酸多的食物，有利于润肠通便。

（3）能促进肠蠕动的食物：如香蕉、蜂蜜、果酱、麦芽糖等。这些食物可以增强肠道蠕动力。

四、推荐食材

◎蜂蜜

蜂蜜的主要成分是果糖和葡萄糖，还有多种微量元素，是一种营养丰富的食品，常服蜂蜜对于心脏病、高血压、痢疾、便秘、贫血、胃和十二指肠溃疡病等都有良好的辅助医疗作用。

性　味：性平，味甘。

归　经：脾、肺、大肠经。

功　效：补中润燥，止痛，解毒。

◎胡萝卜

见上篇寒露推荐食材。

五、推荐药膳

◎胡萝卜苹果汁

功　效：补充维生素和各种微量元素、保护眼睛、增强自身免疫力、预防过敏和哮喘等肺部疾病。适用于肠胃积热型便秘。

配　料：胡萝卜1条，苹果1个。

制　作：将材料洗干净，先将胡萝卜榨汁，然后再将苹果榨汁。混合、搅拌。

用　法：立即饮用。便秘明显时，一天饮果汁2次，每次20mL，不加水。

◎酥蜜粥

功　效：理气健脾，润肠通便。适用于气机郁滞型便秘。

配　料：酥油、蜂蜜各30g，大米100g。

制　作：将大米淘净，煮粥，待熟时调入蜂蜜、酥油，再煮一二沸即成。

用　法：每日1剂，连续3~5天。

◎黑米龙眼粥

功　效：适用于阴虚型便秘。

配　料：黑米60g，龙眼肉12g，红糖适量。

制　作：先把黑米入锅，加适量清水，用大火煮沸后，再用小火煮至八成熟，然后加入龙眼肉继续煮成稠粥，加红糖调味即成。

用　法：滋阴润燥通便。

◎良姜粥

功　效：温中通便。适用于阳虚型便秘。

配　料：高良姜末15g，大米100g。

制　作：先将高良姜末置粥锅内，并加入清水2000mL，用中火煎至1500mL，去良姜渣，再放入洗净的大米，用文火煮成糜粥。温热服食。

用　法：每日1次，连服3日。

第六章　循环系统疾病

第一节　高血压病

一、一般表现

（一）概况

原发性高血压主要临床表现为血压升高。高血压是多种心、脑血管疾病的重要病因和危险因素，对机体脏器有一定的损伤，如心、脑、肾的结构与功能，导致脏器功能异常。

（二）发病原因

原发性高血压的发病原因主要受遗传和环境两种因素的影响。①遗传因素：高血压具有家族聚集性，父母患高血压的子女，发病概率高达46%；②环境因素：主要受饮食水平和精神应激两方面的影响。高血压患病率与钠盐平均摄入量显著有关，摄盐越多，血压水平和患病率越高。而钾摄入量与血压呈负相关。过食肥厚油腻或者大量饮酒也是血压升高的因素之一。高血压患者中，往往都从事强度过大或压力过高的工作，或者长期接触噪音等外界刺激。经过休息后能在一定程度上改善症状。③其他因素：高血压还与超重或肥胖相关。

（三）临床表现

起病慢，多呈渐进性，初期表现为血压升高。常见症状有头痛、头晕、颈部肌肉紧张、心悸、乏力等，呈轻度持续性，紧张或劳累后加重，可自行缓解。后期严重时还可出现视力模糊、鼻出血、重要脏器出血等症状。多器官受累患者出现如胸闷气短、心绞痛、多尿等。

二、中医辨证论治

（1）肝阳上亢证　头晕胀痛，烦躁易怒，目眩耳鸣，面赤升火，口苦口干，夜眠不安，舌红苔黄，脉弦数有力。治宜清肝泻火，方用牛黄降压丸。

（2）肝肾阴虚证 头晕头痛，耳鸣，失眠健忘，心悸乏力，口干舌燥，两目干涩，手足心热，腰酸腿软，舌质红，苔少，脉细弦或细数。治宜平肝潜阳，方用六味地黄丸。

（3）痰浊内阻证 眩晕头痛，头目昏蒙，胸脘满闷，纳呆恶心，肢体困重，体倦嗜睡，口多痰涎，舌胖质淡，苔白腻，脉弦滑。治宜燥湿化痰、平肝熄风，方用半夏天麻白术汤。

（4）阴阳两虚证 头昏眼花，面白少华，心悸气短，腰膝无力，夜尿频多，面部或下肢浮肿，舌质淡嫩，苔薄，脉虚弦或沉细。治宜阴阳双补。方用金匮肾气丸。

三、饮食原则

饮食有节，防止暴饮暴食，过食肥甘醇酒及过咸伤肾之品，尽量戒烟戒酒。

四、推荐食材

◎白菊花

白菊花用于风热表证，温病初起，目赤肿痛，目暗昏花，头目眩晕。

性　味：性凉，味辛、甘、苦。

归　经：肺、肝经。

功　效：疏散风热，清肝明目。

◎鲜荷叶

鲜荷叶用于暑热烦渴，暑湿泄泻，脾虚泄泻，血热吐衄，便血崩漏。荷叶炭收涩化瘀止血。用于多种出血症及产后血晕。

性　味：性平，味苦。

归　经：肝、脾、胃经。

功　效：清热解暑，升发清阳，凉血止血。

◎胡桃仁

胡桃仁用于腰痛脚弱，久虚喘促，肠燥便秘。

性　味：性温，味甘。

归　经：肺、肾、大肠经。

功　效：补肾强腰，温肺定喘，润肠通便。

◎ 枸杞子

见上篇寒露推荐食材。

五、推荐药膳

◎ 菊花粥

功　效：清热疏风，清肝明目。适宜高血压病肝阳上亢证。

配　料：白菊花末15g，粳米100g。

制　作：白菊花去蒂，研成细末备用。粳米加水适量，用武火烧沸，改用文火慢熬，粥将成时调入白菊花末，稍煮片刻即可。

用　法：可作早晚餐食用。

◎ 枸杞肉丝

功　效：滋补肝肾。适宜高血压病肝肾阴虚证。

配　料：枸杞子100g，猪瘦肉150g，熟青笋50g，猪油100g。

制　作：猪瘦肉切丝；青笋切丝；枸杞子洗净待用。烧热锅，用冷油滑锅倒出，再放入猪油，将肉丝、笋丝同时下锅划散，烹黄酒，加白糖、酱油、盐、味精调味，再放入枸杞子翻炒几下，淋上麻油，起锅即成。

用　法：佐餐食用。

◎ 三鲜茶

功　效：和中化湿，升清降浊。适宜高血压病痰浊内阻证。

配　料：鲜荷叶、鲜藿香、鲜佩兰叶各10g。

制　作：将上三物洗净、切碎，用滚开水冲泡或稍煮代茶饮用。

用　法：每日1剂，代茶饮。

◎ 胡桃糯米粥

功　效：调补阴阳。适宜高血压病阴阳两虚证。

配　料：胡桃仁30g，糯米100g。

制　作：将胡桃仁打碎，糯米洗净。加清水适量煮成稀粥，加少许糖调味即成。

用　法：每日早晨空腹顿服。

第二节　心律失常

一、一般表现

（一）概况

心律失常指心脏跳动过程中，起源部位、频率、传导、激动顺序的异常，常分为形成和传导异常两类。

（二）发病原因

（1）冲动形成异常：部分心肌细胞具有自律性，可以发放冲动，例如窦房结。若神经系统改变或内部有病变存在，则会引起异常冲动的方法。心房、心室的心肌细胞在病理状态下也可出现自律性。

（2）冲动传导异常：传导异常会引起折返的产生，而折返又是心律失常的发病机制。造成异常的冲动在环内反复循环，产生持续而快速的心律失常。

（三）临床表现

心悸，搏动速度异常，多表现为阵发性，严重者可持续不解，伴有精神紧张不安，心慌不能自主，脉搏跳动异常，胸闷憋气，情绪激动，心烦失眠，颤抖乏力，头晕，严重时可出现喘促，汗出肢冷，或见晕厥。心电图或动态心电图检查可见节律不齐，出现波形间期、形态的异常。

二、中医辨证论治

辨证要点：心悸者首应分辨虚实，虚者系指脏腑气血阴阳亏虚，实者多指痰饮、瘀血、火邪上扰。病位在心。虚证分别予以补气、养血、滋阴、温阳；实证则应祛痰、化饮、清火、行瘀。

（1）心虚胆怯证　心悸不宁，善惊易恐，坐卧不安，不寐多梦而易惊醒，恶闻声响，食少纳呆，苔薄白，脉细略数或细弦。治以镇惊定志，养心安神。方用安神定志丸加减。

（2）心血不足证　心悸气短，头晕目眩，失眠健忘，面色无华，倦怠乏力，纳呆食少，舌淡红，脉细弱。治以补血养心，益气安神。方用归脾汤加减。

（3）阴虚火旺证　心悸易惊，心烦失眠，五心烦热，口干，盗汗，思虑劳心则症状加重，伴耳鸣腰酸，头晕目眩，急躁易怒，舌红少津，苔少或无，脉象细数。治以滋阴清火，养心安神。方用天王补心丹合朱砂安神丸加减。

（4）心阳不振证　心悸不安，胸闷气短，动则尤甚，面色苍白，形寒肢冷，舌淡苔白，脉象虚弱或沉细无力。治以温补心阳，安神定悸。方用桂枝甘草龙骨牡蛎汤合参附汤加减。

（5）水饮凌心证　心悸眩晕，胸闷痞满，渴不欲饮，小便短少，或下肢浮肿，形寒肢冷，伴恶心，欲吐，流涎，舌淡胖，苔白滑，脉象弦滑或沉细而滑。治以振奋心阳，化气行水，宁心安神。方用苓桂术甘汤加减。

（6）瘀阻心脉证　心悸不安，胸闷不舒，心痛时作，痛如针刺，唇甲青紫，舌质紫暗或有瘀斑，脉涩或结或代。治以活血化瘀，理气通络。方用桃仁红花煎合桂枝甘草龙骨牡蛎汤。

（7）痰火扰心证　心悸时发时止，受惊易作，胸闷烦躁，失眠多梦，口干苦，大便秘结，小便短赤，舌红，苔黄腻，脉弦滑。治以清热化痰，宁心安神。方用黄连温胆汤加减。

三、饮食原则

进食营养丰富而易消化吸收的食物，平素饮食忌过饱、过饥，戒烟酒、浓茶，宜低脂低盐饮食。心气阳虚者忌过食生冷，心气阴虚者忌辛辣炙煿，痰浊、瘀血者忌过食肥甘，水饮凌心者宜少食盐。

四、推荐食材

◎柏子仁

其香气透心，体润滋血，主治心神虚怯，肌肤燥痒。

性　味：性平，味甘。

归　经：心、肾经。

功　效：养心安神。

◎茶树根

茶树根用于心脏病，水肿，肝炎，痛经，疮疡肿毒，口疮，汤火灼伤，带状疱疹，牛皮癣。

性　味：性凉，味苦。

归　经：心、肾经。

功　效：强心利尿，活血调经，清热解毒。

◎万年青

万年青用于心力衰竭，咽喉肿痛，咯血，吐血，疮毒，蛇咬伤。

性　味：性微寒，味苦。

归　经：肺经。

功　效：强心利尿，清热解毒，凉血止血。

◎莲子心

莲子心用于夜寐多梦，失眠健忘，心烦口渴，腰痛脚弱，耳目不聪，遗精等。

性　味：性平，味甘、涩。

归　经：脾、肾、心经。

功　效：补脾止泻，止带，益肾涩精，养心安神。

◎大枣

见上篇立秋推荐食材。

◎酸枣仁

见上篇大寒推荐食材。

◎猪腰

见上篇大雪推荐食材。

五、推荐药膳

◎柏子仁粥

功　效：养心安神，健脑益智。适宜心律失常病心虚胆怯证。

配　料：柏子仁15g，枸杞子10g，粳米100g，蜂蜜适量。

制　作：先将柏子仁捣烂。枸杞子、柏子仁同粳米煮粥，待粥将熟时，兑入蜂蜜后一二沸即可。

用　法：每日早晨空腹顿服。

◎大枣米粥

功　效：补血，养心，安神。适宜心律失常心血不足证。

配　料：大枣15个去核，粳米60g，小米30g。

制　作：将上三味共煮做粥即成。

用　法：每日早、晚空腹食用。

◎枣仁粳米粥

功　效：养心安神，滋阴敛汗。适宜心律失常阴虚火旺证。

配　料：酸枣仁15g，粳米100g。

制　作：酸枣仁炒黄研成细末。将粳米煮粥，临熟下酸枣面，空腹食用。

用　法：每日1~2次，1周为1个疗程，可连服数个疗程。

◎茶树米酒煎

功　效：活血温阳安神。适宜心律失常心阳不振证。

配　料：老茶树粗壮根150g，糯米酒500g。

制　作：上2味共煎。

用　法：每晚睡前温服1酒盅。

◎猪腰粳米粥

功　效：补益心肾，镇惊安神。适宜心律失常水饮凌心证。

配　料：猪腰1具（去内膜，洗净切细），粳米60g，磁石50g，生姜、葱白、食盐少许。

制　作：将磁石捣碎，置于砂锅内煮1小时，去渣取汁，入粳米、猪腰及调料共煮成粥。

用　法：早、晚均可食用。

◎万年青茶

功　效：活血化瘀止痛。适宜心律失常瘀阻心脉证。

配　料：万年青25g，红糖适量。

制　作：将万年青加水150mL，煎至50mL，滤出汁。反复两次。将二汁混合，加入红糖即可。

用　法：每日内分3次服完。每日1剂，连用1周。

◎莲子心茶

功　效：清心去热，涩精，止血，止渴。适宜心律失常病痰火扰心证。

配　料：莲子心2g，生甘草3g。

制　作：上2味以开水冲泡。

用　法：代茶饮，每日数次。

第三节　心绞痛

一、一般表现

（一）概况

心绞痛指冠状动脉粥样硬化使血管腔狭窄或阻塞，或动脉功能性改变（痉挛）导致心肌缺血缺氧或坏死而引起的发作性胸痛或胸部不适。男性发病早于女性。

（二）发病原因

心脏负荷突然增加，如劳累、激动、左心衰竭等，冠状动脉缺血缺氧，不能满足心肌代谢需要，引发心绞痛。

（三）临床表现

常由体力劳动或情绪激动等诱发，表现为压迫、发闷或紧缩性胸痛，也可有烧灼感，偶伴濒死的恐惧感觉，可伴见心率增快、血压升高、表情焦虑、皮肤冷或出汗。一般持续3～5分钟内渐消失，可数天或数星期发作一次。

二、中医辨证论治

胸痹总属本虚标实之证，辨证首先辨别虚实，分清标本。标实应区别气滞、痰浊、血瘀、寒凝的不同，本虚又应区别阴阳气血亏虚的不同。

（1）心血瘀阻证　心胸疼痛，如刺如绞，痛有定处，入夜为甚，甚则心痛彻背，背痛彻心，或痛引肩背，伴有胸闷，日久不愈，可因暴怒、劳累而加重，舌质紫暗，有瘀斑，苔薄，脉弦涩。治以活血化瘀，通脉止痛。方用血府逐瘀汤加减。

（2）气滞心胸证　心胸满闷，隐痛阵发，痛有定处，时欲太息，遇情志不遂时容易诱发或加重，或兼有脘腹胀闷，得嗳气或矢气则舒，苔薄或薄腻，脉细弦。治以疏肝理气，活血通络。方用柴胡疏肝散加减。

（3）痰浊闭阻证　胸闷重而心痛微，痰多气短，肢体沉重，形体肥胖，遇阴雨天而易发作或加重，伴有倦怠乏力，纳呆便溏，咯吐痰涎，舌体胖大且边有齿痕，苔浊腻或白滑，脉滑。治以通阳泄浊，豁痰宣痹。方用栝蒌薤白半夏汤合涤痰汤加减。

（4）寒凝心脉证　猝然心痛如绞，心痛彻背，喘不得卧，多因气候骤冷或骤感风寒而发病或加重，伴形寒，甚则手足不温，冷汗自出，胸闷气短，心悸，面色苍白，苔薄白，脉沉紧或沉细。治以辛温散寒，宣通心阳。方用枳实薤白桂枝汤合当归四逆汤加减。

（5）气阴两虚证　心胸隐痛，时作时休，心悸气短，动则益甚，伴倦怠乏力，声息低微，面色苍白，易汗出，舌质淡红，舌体胖且边有齿痕，苔薄白，脉虚细缓或结代。治以益气养阴，活血通脉。方用生脉散合人参养荣汤加减。

（6）心肾阴虚证　心痛憋闷，心悸盗汗，虚烦不寐，腰酸膝软，头晕耳鸣，口干便秘，舌红少津，苔薄或剥，脉细数或促代。治以滋阴清火，养心和络。方用天王补心丹合炙甘草汤加减。

（7）心肾阳虚证　心悸而痛，胸闷气短，动则更甚，自汗，面色苍白，神倦怯寒，四肢欠温或肿胀，舌质淡胖，边有齿痕，苔白或腻，脉沉细迟。治以温补阳气，振奋心阳。方用参附汤合右归饮加减。

三、饮食原则

过食膏粱厚味易于产生痰浊，阻塞经络，影响气的正常运行，而发本病。故饮食宜清淡低盐，食勿过饱。多吃水果及富含纤维素食物。保持大便通畅。忌烟酒。

四、推荐食材

◎薤白

薤白用于胸痹气滞胸痛，泻痢后重。

性　味：性温，味辛、苦。

归　经：肺、胃、大肠经。

功　效：通阳散结，行气导滞。

◎瓜蒌

瓜蒌用于痰热咳嗽，胸痹，结胸，胸膈痞痛，肠燥便秘，肺痈，乳痈。

性　味：性寒，味甘。

归　经：肺、胃、大肠经。

功　效：清肺化痰，利气宽胸，润肺化痰，滑肠通便，散结消肿。

◎玉竹

玉竹用于阴虚燥咳，烦渴口干，内热消渴。

性　　味：性平，味甘。

归　　经：肺、胃经。

功　　效：滋阴润肺，生津养胃。

◎猪心

猪心用于惊悸怔忡，自汗，失眠，神志恍惚，癫、狂、痫。

性　　味：性平，味甘、咸。

归　　经：心经。

功　　效：养心安神，镇惊。

◎葱白

见下篇肺炎推荐食材。

◎人参

见上篇霜降推荐食材。

◎白果

见上篇霜降推荐食材。

五、推荐药膳

◎人参三七炖鸡

功　　效：补气养心，活血化瘀。适宜心绞痛心血瘀阻证。

配　　料：人参10g，三七5g，鸡肉100g。

制　　作：3种食材共放炖盅内隔水炖1小时服食。

用　　法：随食顿服。

◎薤白粥

功　　效：顺气通脉。适宜心绞痛气滞心胸证。

配　　料：薤白15g，葱白15g，白萝卜50g，小米50g。

制　　作：将薤白、葱白、白萝卜洗净后切片。上3种菜与小米煮成粥。

用　　法：每日早、晚各服用1次，连吃1周以上。

◎ 瓜蒌莱菔子粥

功　效： 清热散结，润肺化痰。适宜心绞痛痰浊闭阻证。

配　料： 全瓜蒌20g，莱菔子15g，大米50g。

制　作： 水煎去渣取汁，共煮成粥。

用　法： 临睡前空腹服食。

◎ 二姜葱白粥

功　效： 温通阳气，驱散阴寒。适宜心绞痛寒凝心脉证。

配　料： 干姜30g，高良姜30g，葱白50g，大米100g。

制　作： 将干姜、高良姜装入纱布袋内，与大米、葱白同煮作粥，粥熟去药袋。

用　法： 每日1剂，分2次服食。

◎ 白果参鸡汤

功　效： 益气养阴，培土生金。适宜心绞痛气阴两虚证。

配　料： 老母鸡肉200g，白果50g，海参20g。

制　作： 将海参水发，白果先去白膜，将老母鸡肉切块，入姜，下葱，先炖至六成熟，加入海参、白果文火再炖半小时，入盐、味精即可。

用　法： 随食顿服。

◎ 玉竹粥

功　效： 滋阴养心，健胃生津。适宜心绞痛心肾阴虚证。

配　料： 玉竹20g，冰糖少许，粳米100g。

制　作： 玉竹洗净，煎汤去滓取汁，入粳米煮为稀粥，加冰糖，再煮1~2沸即成。

用　法： 每日早晚佐餐用。

◎ 薤白炖猪心

功　效： 通阳散结，健脾益心，理气消食。适宜心绞痛心肾阳虚证。

配　料： 猪心1只，薤白150g，胡椒粉适量。

制　作： 洗净入锅，加水适量，武火烧沸煮熟，倒入薤白，文火煮炖至猪心软透，加入胡椒粉适量调味即成。

用　法： 每日早晚佐餐服用。

第四节 病毒性心肌炎

一、一般表现

（一）概况

病毒性心肌炎是由病毒感染引起的心肌局灶性或弥漫性炎症病变，大部分以心律失常为主诉或首见症状。

（二）发病原因

常见的引起病毒性心肌炎的病毒有肠道病毒、脊髓灰质炎病毒、流感、脑炎、肝炎（A、B、C型）病毒及HIV等。发病机制多为病毒直接损害心肌细胞、病毒激活的免疫反应对心肌的损害或者细胞因子对心肌和血管造成损害。

（三）临床表现

严重乏力、胸闷头晕、心排血量降低、心尖第一心音明显减弱、舒张期奔马律、心包摩擦音、心脏扩大、充血性心力衰竭或阿-斯综合征等。可见心电图改变，实验室检查可见肌钙蛋白I、肌钙蛋白T、CK-MB增高，超声显示心功能减弱。

二、中医辨证论治

（1）心肾阳虚证　心悸怔忡，神疲乏力，畏寒肢冷，面色苍白，头晕多汗，肢体浮肿，呼吸急促，舌质淡胖或淡紫，脉细无力或结代。治以温补心肾，利水宁神，方用真武汤合苓桂术甘汤加减。

（2）气阴亏虚证　心悸不宁，动则尤甚，少气懒言，神疲倦怠，头晕目眩，烦热口渴，夜寐不安，舌红少苔，脉细数或促或结代。治以益气养阴，宁心安神，方用炙甘草汤合生脉散加减。

（3）瘀血阻滞证　心悸不宁，胸闷憋气，心前区痛如针刺，面色晦暗，唇甲青紫，舌质紫暗，或舌边尖见有瘀点，脉结代。治以行气活血，宁心安神，方用血府逐瘀汤加减。

（4）邪毒上犯证　低热延绵，鼻塞流涕，咽红肿痛，咳嗽有痰，或腹痛腹泻，肌痛肢楚，短气心悸，胸闷胸痛，舌红，苔薄黄，脉细数或结代。治以清热解毒，益气养心，方用银翘散和生脉散加减。

（5）湿热浸淫证　寒热起伏，肌肉酸痛，恶心呕吐，腹痛腹泻，心慌胸闷，肢体乏力，舌红，苔黄腻，脉濡数或结代。治以清热化湿，透邪宁心，方用葛根黄芩黄连汤合菖蒲郁金汤加减。

三、饮食原则

多食蔬菜、水果。饮食宜高蛋白、高热量、高维生素。忌高盐饮食，心力衰竭患者食盐量应低于正常者一半。忌暴饮暴食，忌食辛辣、熏烤、煎炸之品。应戒烟戒酒。

四、推荐食材

◎党参

党参用于中气不足，食少便溏，咳喘气短，津伤口渴，血虚萎黄，心悸头晕。

性　味： 性平，味甘。

归　经： 脾、肺经。

功　效： 补中益气，生津养血。

◎丹参

丹参用于月经不调，心腹疼痛，癥瘕积聚，风湿热痹，疮疡肿痛，烦躁不寐，心悸，失眠。

性　味： 性平，味苦。

归　经： 心、心包、肝经。

功　效： 活血祛瘀，凉血消痈，养血安神。

◎红参

红参既善大补元气而为救脱要药，又善补脾肺之气而生津、安神、健脑益智。

性　味： 性温，味甘、苦。

归　经： 脾、肺经。

功　效： 大补元气，补脾益肺，生津止咳，安神益智。

◎苦参

苦参用于下焦湿热，带下，阴痒，皮肤瘙痒，疥癣，热淋涩痛。

性　味： 性寒，味苦。

归　经： 心、肝、胃、大肠、膀胱经。

功　效： 清热燥湿，祛风杀虫，利尿。

◎灯心草

灯心草用于小便不利，淋沥涩痛，心热烦躁，小儿夜啼。

性　味：性微寒，味甘、淡。

归　经：心、肺、小肠经。

功　效：利水通淋，清心除烦。

五、推荐药膳

◎参枣桂姜粥

功　效：温阳利水。适宜病毒性心肌炎心肾阳虚证。

配　料：党参10g，大枣5枚，桂枝、干姜各6g，大米50g，牛奶及红糖适量。

制　作：将诸药水煎取汁，同大米煮为稀粥，待熟时调入牛奶、红糖，再煮1～2沸即成。

用　法：每日2剂，7天为1个疗程。

◎丹参猪心汤

功　效：补气养阴。适宜病毒性心肌炎气阴亏虚证。

配　料：党参15g，丹参10g，黄芪10g，猪心1个。

制　作：将党参、丹参、黄芪用纱布包好，加水与猪心炖熟，吃肉饮汤。

用　法：每日服1次。

◎红玉茶

功　效：扶阳救逆，益气养阴，活血安神。适宜病毒性心肌炎瘀血阻滞证。

配　料：红参3g，肉桂4.5g，玉竹、山楂各12g，黄精10g，炒枣仁15g，炙甘草6g。

制　作：共加水浸泡，入砂锅煎煮后倾入饮茶容器中；或将诸药置饮茶容器中以沸水沏泡。

用　法：代茶频饮。

◎苦参黄连茶

功　效：清利湿热解毒，芳香化浊，佐以安神。适宜病毒性心肌炎邪毒上犯证。

配　料：苦参、黄连、莲子心、甘草各6g，竹叶、苏叶各3g。

制　作：加水共浸泡，于砂锅内煎煮后倾入饮茶容器中；或将诸药置饮茶容器中以开水沏。

 用 法：代茶频饮。

◎灯心竹叶茶

 功 效：清心火，利湿热，除烦安神。适宜病毒性心肌炎湿热浸淫证。

 配 料：灯心草9g、竹叶6g。

 制 作：上两味加水适量煎煮滤汁代茶饮，或沸水沏。

 用 法：代茶饮，1剂/日。

第七章 泌尿生殖系统疾病

第一节 肾病综合征

一、一般表现

（一）概况

肾病综合征是由各种原发性和继发性肾小球疾病引起的一组临床综合征，表现为大量蛋白尿、低蛋白血症、水肿和高脂血症，并发感染、血栓及栓塞性疾病、急性肾功能衰竭等。此病病程长，且易反复。

（二）发病原因

原发性肾病综合征的病因主要与免疫反应和炎症反应有关。继发性肾病综合征继发于全身或其他系统疾病的肾损害，如糖尿病、系统性红斑狼疮等。

（三）临床表现

（1）水肿：多以眼睑或下肢水肿起病，卧床较多的患者也可有腰骶部水肿，严重者有胸腔积液、腹腔积液。

（2）大量蛋白尿：成人尿蛋白排出量>3.5g/d。

（3）低蛋白血症：血浆白蛋白降至<30g/L。

（4）高脂血症：以高胆固醇和（或）高甘油三酯血症为主。

二、中医辨证论治

肾病综合征可归属于中医学"水肿""虚劳""腰痛"等病症范畴，其病因病机为禀赋薄弱、外感风寒湿热及烦劳过度等多种原因导致肺、脾、肾三脏功能失调，致使水液代谢紊乱，水湿内停，精微外泄，发为本病。本病的病机特点为本虚标实、虚实错杂。

（1）风邪袭肺证 浮肿先见于眼睑及颜面，然后迅速波及全身，肢节酸重，小便不利，或伴发热、恶风、头痛、咽痛、咳嗽、鼻塞等。治以疏风清热，宣肺利水。方用麻黄连翘赤小豆汤加减。

（2）湿热壅滞证　身肿、面红气粗，口黏，口干不欲饮，小便短涩，大便不畅，舌质红，苔黄腻，脉数。治以清热利湿。方用萆薢分清饮加减。

（3）脾肾气虚证　颜面浮肿，面色萎黄，形体困倦，腰酸乏力，舌淡红，苔薄润，脉细弱。治以补益脾肾。方用益气补肾汤加减。

（4）脾肾阳虚证　面色㿠白，形寒肢冷，全身皆肿，腰背以下尤甚，或伴胸水、腹水，脘腹胀满，小便短少，大便溏薄，舌质淡，苔薄白，脉沉弱。治以温阳利水。方用真武汤合五皮饮加减。

（5）阴虚湿热证　面红肢肿，口苦口黏，心烦少寐，怕热汗出，手足心热，小便短少，大便干结，舌质红，苔黄腻，脉弦滑数或细数。治以滋阴益肾，清热利湿。方用知柏地黄汤加减。

（6）气阴两虚证　浮肿不甚，面色无华，少气乏力，或易感冒，心悸少寐，午后或夜间低热，或手足心热，口干咽燥，咽部暗红，舌质红，少苔，脉细或弱。治以益气养阴。方用参芪地黄汤加减。

三、饮食原则

饮食以清淡为主，应摄入高热量、低脂、低盐、高维生素及纤维素饮食。一般患者给予正常量的优质蛋白，肾功能不好则给予优质低蛋白。

四、推荐食材

◎牛奶

牛奶又名牛乳，为牛科动物黄牛的乳汁。含有脂肪、乳糖和人体所需的全部必需氨基酸等营养物质，为日常饮品。

性　味：性微寒，味甘。

归　经：心、肺、胃经。

功　效：补虚损，益脾胃，生津润燥，解毒。

◎鲤鱼

鲤鱼又名赤鲤鱼、鲤子。本品含丰富的甘氨酸、谷氨酸、组氨酸等氨基酸。蛋白质、脂肪、维生素含量也很高。此外，尚含烟酸、钙、磷、铁、组织蛋白酶等营养物质。

性　味：性平，味甘。

归　经：脾、肾、胆经。

功　效：利水，消肿，下气，通乳。

◎赤小豆

见上篇霜降推荐食材。

◎薏苡仁

见上篇小满推荐食材。

◎山药

见上篇立秋推荐食材。

◎枸杞子

见上篇寒露推荐食材。

五、推荐药膳

◎赤小豆桑白皮汤

功　效：利水消肿。适宜肾病综合征风邪袭肺证。

配　料：赤小豆60g，桑白皮15g。

制　作：将赤小豆浸泡半日。将桑白皮煎煮30分钟，去渣取药汁。将药汁与赤小豆加水同煮，待赤小豆开花即可。

用　法：佐餐食用。

◎土茯苓薏苡仁粥

功　效：清利湿热。适宜肾病综合征湿热壅滞证。

配　料：土茯苓60g，薏苡仁30g，粳米50g。

制　作：土茯苓洗净，加水煮30分钟，去渣取汁。将薏苡仁、粳米淘洗干净，一起入锅。加水适量，旺火烧沸后，改用文火煮至米烂成粥。

用　法：佐餐食用。

◎黄芪山药粥

功　效：健脾补肾。适宜肾病综合征脾肾气虚证。

配　料：黄芪30g，山药30g，芡实30g，小米50g。

制　作：黄芪、山药、芡实、小米洗净，将黄芪、山药、芡实用干净的纱布包好放入锅内，加小米和水煮粥，粥成后取出纱布包即可。

用　法：佐餐食用。

◎山药奶肉羹

功　效：温阳健脾，利水消肿。适宜肾病综合征脾肾阳虚证。

配　料：生山药片100g，牛奶250mL，羊肉300g，生姜25g。

制　作：将羊肉洗净，生姜切片，羊肉与生姜一同放入锅内，加水适量，以文火炖半日。生山药洗净去皮后切片，放入羊肉汤内煮烂，再加牛奶，沸腾后即可。

用　法：佐餐食用。

◎山药枸杞薏米粥

功　效：滋阴补肾，清热利湿。适宜肾病综合征阴虚湿热证。

配　料：山药30g，薏苡仁30g，枸杞30g，粳米50g。

制　作：将山药、薏苡仁、枸杞洗净，粳米淘洗干净，一同放入锅内，加水适量，粥成即可。

用　法：佐餐食用。

◎黄芪鲤鱼汤

功　效：益气养阴。适宜肾病综合征气阴两虚证。

配　料：鲤鱼250g（1条），炙黄芪30g，赤小豆30g，砂仁6g，生姜10g，葱白3段。

制　作：鲤鱼去内脏后洗净，炙黄芪、赤小豆、砂仁等药物洗净后一起装入干净的纱布口袋里，姜、葱、鲤鱼、纱布口袋入锅，加适量水同煮，沸后以文火炖30~40分钟，取出药袋即可。

用　法：佐餐食用。

第二节　慢性前列腺炎

一、一般表现

（一）概况

慢性前列腺炎是成年男性的常见病，20~40岁的男性青壮年好发此病，主要表现为会阴疼痛、阴茎疼痛、睾丸疼痛及性生活后疼痛等疼痛症状，尿频、尿不尽等尿路症状，抑郁、焦虑、失眠等精神症状，严重者可伴随出现性功能障碍和生殖功能障碍。根据病因可分为慢性细菌性前列腺炎和慢性非细菌性前列腺炎。本病有迁延不愈、易复发的特点。

（二）发病原因

慢性前列腺炎的发病原因较为复杂，目前研究表明其发病可能与病原体感染、免疫学因素、尿液反流、物理和化学因素、精神心理因素、氧化应激反应、神经内分泌因素、激素水平和遗传等有关。

（三）临床表现

根据病因的不同，慢性前列腺炎可分为慢性细菌性前列腺炎和慢性非细菌性前列腺炎两种类型。

（1）慢性细菌性前列腺炎：有尿频、尿急、尿痛等尿路感染症状，伴发尿道灼热感、排尿困难，会阴区、后尿道及肛门坠胀不适。慢性细菌性前列腺炎持续时间长，常反复发作。

（2）慢性非细菌性前列腺炎：以会阴、阴茎、睾丸、腰骶部等骨盆区域疼痛为主要临床表现，可伴有尿急、尿频、尿痛和夜尿增多等排尿异常表现，严重者还有性功能障碍及精神心理障碍。

二、中医辨证论治

慢性前列腺炎归属于中医学"白浊""精浊""淋证"等病症范畴。本病病位在精室，与肝、肾有关，临床多见阴虚之体复感湿热，发而为病，病初以实证为主，病久则虚证多见。

（1）湿热蕴结证　尿频、尿急、尿痛、尿道灼热感，会阴部、腰骶部、睾丸坠胀疼痛，小便后或大便时尿道口可有白色分泌物溢出，肛门坠胀，大便溏。舌质红，苔黄腻，脉滑数。治以清热利湿。方用龙胆泻肝汤加减。

（2）气滞血瘀证　病程较长，少腹、会阴、睾丸或腰骶部胀痛不适，小便滴沥不爽，尿道灼热涩痛，尿沫或大便时尿道滴白，舌质淡红，苔白或黄，脉弦。治以理气活血。方用前列腺汤加减。

（3）阴虚火旺证　尿沫或大便时尿道有白色分泌物溢出，会阴、腰骶部隐痛不适，腰膝酸软，失眠多梦，阳事易举，遗精早泄，舌质红，少苔，脉细数。治以滋阴降火。方用知柏地黄汤加减。

（4）肾阳亏虚证　病程日久，稍劳后尿道即有白色分泌物溢出，腰膝酸软，阳痿，早泄，头晕神疲，食欲欠佳，舌淡胖边有齿痕，脉沉迟。治以温肾固涩。方用右归丸合金锁固精丸加减。

三、饮食原则

慢性前列腺炎患者的饮食治疗宜选用清淡易消化的食物，不宜食用油腻、辛辣刺激性食物。此外，治疗期间患者不宜吸烟、饮酒。

四、推荐食材

◎猪肉

猪肉又名豕肉、豚肉。猪肉含有丰富的蛋白质、脂肪、糖和钙、磷、铁等营养物质。

性　味：性微寒，味甘、咸。

归　经：脾、胃、肾经。

功　效：补肾滋阴，润燥，益气养血，消肿。

◎墨鱼

墨鱼又名乌贼、墨斗鱼、目鱼。每百克墨鱼含蛋白质15.2g，脂肪仅0.9g，还含有碳水化合物和维生素E及钙、磷、核黄素等人体所必需的物质，属于一种高蛋白低脂肪的滋补食品。

性　味：性平，味咸。

归　经：肝、肾经。

功　效：活血通经，滋阴养血，制酸。

◎白玉兰

白玉兰又名白兰、白兰花。白玉兰中富含维生素、氨基酸、多种微量元素及生物碱等成分，玉兰花肉质较厚，具有清香，是药食兼用的佳品。

性　味：性温，味辛、苦。

归　经：肺、脾、肾经。

功　效：止咳，行气化浊。

◎羊腰子

羊腰子又名羊肾。羊腰子营养丰富，富含维生素A和蛋白质，磷、铁、硒等元素的含量也很高，因其特殊的味道，被奉为美味佳肴。

性　味：性温，味甘。

归　经：肾经。

功　效：补肾气，益精髓。

五、推荐药膳

◎定经草炖肉

功　效：清热利湿。适宜慢性前列腺炎湿热蕴结证。

配　料：鲜定经草45g，猪肉250g。

制　作：猪肉洗净，切成小块，定经草洗净，将猪肉块和定经草放入砂锅内，加水适量，开锅后文火煮至肉熟烂为度，去药渣即可。

用　法：佐餐食用。

◎桃仁煮墨鱼

功　效：活血祛瘀。适宜慢性前列腺炎气滞血瘀证。

配　料：桃仁6g，墨鱼1条。

制　作：将墨鱼去骨皮后洗净，将桃仁洗净。墨鱼与桃仁放入砂锅内，加水适量，同煮至鱼熟后即可。

用　法：佐餐食用。

◎白玉兰猪肉汤

功　效：滋阴润燥，行气化浊。适宜慢性前列腺炎阴虚火旺证。

配　料：鲜白玉兰30g，鲜猪肉150g，食盐少许。

制　作：将猪肉清洗干净，并切成块状。将白玉兰洗净，与猪肉一起放入砂锅中，加进适量清水，用中火煲汤。汤成后，加食盐少许调味即可。

用　法：佐餐食用。

◎杜仲煮腰花

功　效：温肾益气，适宜慢性前列腺炎肾阳亏虚证。

配　料：杜仲15g，羊腰子1对，盐、葱等调料适量。

制　作：将羊腰子切开，去皮膜切成腰花。放入调料与杜仲同炖。炖熟后取出腰花食用。

用　法：佐餐食用。

第三节 男性性功能障碍

一、一般表现

（一）概况

男性性功能障碍是指男性性满足和性功能无能，表现为性欲障碍、阳痿、早泄、不射精和逆行射精等。一般由患者生殖系统疾病、全身疾病以及心理状况所导致。减少性生活时候的心理压力和对身体健康状况的过度焦虑，有助于预防男性性功能障碍。

（二）发病原因

本病的病因复杂，主要与心理因素、生理因素和文化因素有关，其中心理因素占主要地位。

（三）临床表现

（1）性欲障碍：表现为没有或缺乏对性的欲望、期望和兴趣。

（2）阳痿：表现为性交时阴茎勃起不坚或不勃起，不能进行正常性生活。

（3）早泄：表现为勃起的阴茎在插入阴道前或进入阴道后1分钟内即射精，影响正常的性生活。

（4）不射精：表现为性交时有正常的兴奋，但不能达到情欲高潮，并且没有精液射出。

（5）逆行射精：表现为性交时有情欲高潮，但由于精液逆向流入膀胱，故不能正常射出。

二、中医辨证论治

男性性功能障碍归属于中医学"阳痿""早泄"等病症范畴。男性性功能障碍多因先天禀赋不足或后天肾气耗伤而致病。其中后天肾气耗伤是本病发病的重要原因。本病主要与心、肾、肝、脾等脏腑的病变有关。

（1）心脾两虚证　主症或为阳痿，或为早泄，或为不射精，或为逆行射精，或为性欲低下，伴有倦怠乏力，面色无华，心悸气短，纳呆便溏，舌质淡，苔白，脉细。治以补心健脾，益气养血，方用归脾汤加减。

（2）心肝血虚证　主症或为阳痿，或为早泄，或为不射精，或为逆行射精，或为性欲低下，伴有头晕目眩，心悸失眠，筋挛甲枯，舌质淡，苔薄，脉弦细。治以补心肝血，振奋心气，方用四物汤加味。

（3）肾气不足证 主症或为阳痿，或为早泄，或为不射精，或为逆行射精，或为性欲低下，伴有腰膝酸软，尿频，舌质淡，苔白，脉沉细无力。治以益气补肾，方用金匮肾气丸加减。

（4）肾精不足证 主症或为阳痿，或为早泄，或为不射精，或为逆行射精，或为性欲低下，伴有成人早衰，失眠健忘，腰膝酸软，耳鸣耳聋，发脱齿摇，舌瘦，苔少，脉细弱。治以补肾填精，方用补肾生精汤加减。

三、饮食原则

男性性功能障碍的患者宜增加优质蛋白的摄入，补充足量的维生素，适当摄入脂肪和微量元素，戒烟少酒，不宜滥用壮阳药品。

四、推荐食材

◎南枣

本品外表颜色乌黑，又名黑枣，其味甘甜，营养丰富。清朝时作为贡品进贡，又有"贡枣"之称。

性　味：性平，味甘。

归　经：心、脾、胃经。

功　效：补中益气，养血安神，调和药性。

◎红糖

红糖又名赤砂糖、黑砂糖、紫砂糖、黄糖等。本品富含维生素、氨基酸及锰、锌、铬等微量元素。

性　味：性温，味甘。

归　经：肝、脾、胃经。

功　效：补脾缓肝，活血散瘀。

◎乌骨鸡

乌骨鸡又名乌鸡、药鸡、武山鸡、黑脚鸡等。本品营养价值及食疗价值优于普通鸡，为名贵食疗珍禽。

性　味：性平，味甘。

归　经：肝、肾、肺经。

功　效：补肝益肾，补气养血，退虚热。

五、推荐药膳

◎枸杞子南枣煲鸡蛋

功　效：补心健脾，益气养血。适宜男性性功能障碍心脾两虚证。

配　料：枸杞子30g，南枣8枚，鸡蛋2枚。

制　作：将鸡蛋煮熟去壳，加入枸杞子、南枣，同煮15～20分钟。

用　法：佐餐食用。

◎地黄酒

功　效：滋阴补血。适宜男性性功能障碍心肝血虚证。

配　料：干地黄60g，白酒500g。

制　作：干地黄洗净，切成小块，装入空酒瓶中，再将白酒倒入酒瓶，盖上盖，密封。每隔2～3天搅拌1次，浸泡20～30天后饮用。

用　法：适量饮用。

◎菟丝子饮

功　效：补益肾气。适宜男性性功能障碍肾气不足证。

配　料：菟丝子50g，红糖60g。

制　作：取菟丝子洗净后捣碎，与红糖一起放入锅内，加水适量，煎煮后去渣。

用　法：代茶饮服。

◎虫草乌骨鸡

功　效：补肾填精。适宜男性性功能障碍肾精不足证。

配　料：冬虫夏草5g，红参5g，淫羊藿10g，乌骨鸡1只。

制　作：将冬虫夏草、红参、淫羊藿洗净，用纱布包好，乌骨鸡切块，将装有药材的纱布袋与乌骨鸡块一同放入锅内，加适量清水，再加姜、葱、盐、酒等调料，煮烂后即可。

用　法：佐餐食用。

第八章　内分泌系统疾病

第一节　糖尿病

一、一般表现

（一）概况

糖尿病是一组以高血糖、糖尿、葡萄糖耐量降低为特征的代谢性疾病。此病多发生于中老年，也可见于青少年。随着现代生活水平的改善和饮食习惯的改变，其发病逐渐趋于青年化。糖尿病患者长期存在高血糖症状，易导致眼底、肾脏、心脏等器官的慢性损害。对本病的预防可以从减重、控制饮食及运动等方面着手。

（二）发病原因

糖尿病的发病原因目前尚不完全清楚。通常认为与遗传因素、环境因素以及两者之间的相互作用有关。

（1）遗传因素：很多患者都有糖尿病家族史，糖尿病的发病具有家族聚集性。

（2）环境因素：2型糖尿病最主要的环境因素是进食过多和体力活动减少，具有2型糖尿病遗传易感性的个体更容易发病。1型糖尿病患者可继发于某些病毒感染后，引起自身免疫反应，发生免疫系统异常，破坏胰岛素β细胞，进而发病。

（三）临床表现

多数患者有口干口渴、饮水量增加和尿量增加的症状，伴有食欲改变，如出现食欲增加或食欲不振。患者血糖异常，尿量增加，会出现糖尿现象。如患者进食无明显增加，则表现出体重减轻。此外，糖尿病患者易出现反复性低血糖。

二、中医辨证论治

糖尿病属于中医学"消渴"的病症范畴，过食肥甘，五脏虚弱，情志失调是引起消渴的主要病因，阴虚燥热为其基本病机。

（1）**肺热津伤证** 烦渴多饮，口干舌燥，尿频量多，舌红，苔薄黄，脉洪数。治以清热润肺，生津止渴。方用消渴方加减。

（2）**阴虚火旺证** 口渴多饮，形休消瘦，肤燥身痒，潮热盗汗，心烦失眠，尿频量多，色浑黄，大便干结。舌质干少津，苔薄黄，脉细数。治以补肾固精，清热养阴。方用知柏地黄丸加减。

（3）**阴阳两虚证** 多饮、多食、多尿日久，面色㿠白，形寒肢冷，头晕乏力，腰膝酸软，夜尿频数，尿有浮沫，大便稀溏。舌质淡胖，苔薄白，脉沉细无力。治以滋补肾阴，温补肾气。方用金匮肾气丸加减。

三、饮食原则

糖尿病患者饮食宜清淡，低盐少油，减少甜食、脂类的摄入。养成定时定量饮食的习惯，食品品种应多样化，合理安排各种营养成分，控制总热量，避免暴饮暴食。此外，糖尿病患者应当戒烟、限酒。

四、推荐食材

◎虾

虾为虾科动物，其肉质松软，营养丰富，富含蛋白质、碳水化合物、脂肪、钙、磷、铁、硒、维生素A、维生素E等，具有较好的补益功效。

性　味：性温，味甘。

归　经：肝、肾经。

功　效：壮阳补肾，通乳，祛毒。

◎竹笋

见上篇立冬推荐食材。

五、推荐药膳

◎笋米粥

功　效：清热生津止渴。适宜糖尿病肺热津伤证。

配　料：鲜竹笋1个，粳米100g。

制　作：将鲜竹笋洗净，脱皮切片。粳米淘洗干净，放入锅内，加入芦笋片和适量清水，同煮成粥。

用　法：佐餐食用。

◎地骨皮糊

功　效：滋补肝肾，清热养阴。适宜糖尿病阴虚火旺证。

配　料：地骨皮30g，桑白皮15g，麦门冬15g，面粉100g。

制　作：将地骨皮、桑白皮、麦门冬洗净，加适量清水，煎煮后去渣取汁，加面粉共煮为糊。

用　法：佐餐食用。

◎枸杞烹大虾

功　效：补肾助阳。适宜糖尿病阴阳两虚证。

配　料：净大虾肉500g，枸杞子30g，青蒜段50g，鸡汤50g，淀粉、精盐、料酒、葱、姜、蒜等适量。

制　作：枸杞子洗净，水煮提取浓缩汁30mL。大虾洗净，用精盐、料酒稍腌，湿淀粉挂糊，将葱丝、姜丝、蒜片和青蒜段放入碗内，加入鸡汤、精盐、料酒和枸杞浓缩汁共调成汁。热油，把虾段、葱段放入锅内，炸至金黄色，捞出。原锅留底油烧热。倒入炸好的虾段和兑好的汁，颠翻几下即成。

用　法：佐餐食用。

第二节　高脂血症

一、一般表现

（一）概况

高脂血症是指血中胆固醇、甘油三酯和低密度脂蛋白水平过高。该病会引发一些严重危害人体健康的疾病，如动脉粥样硬化、冠心病、胰腺炎等。合理的膳食、科学的生活方式和对影响血脂代谢的疾病进行积极治疗是预防高脂血症的有效方式。

（二）发病原因

高脂血症是一类较为常见的疾病，发病多与遗传因素、环境因素或二者的共同作用有关。高脂血症还可继发于糖尿病、甲状腺疾病、肾脏疾病及肥胖症等。此外，血脂水平亦受生活方式、饮食习惯、年龄、性别等因素的影响。

（三）临床表现

多数高脂血症患者无明显症状和异常体征，少数患者可在真皮、眼部等位置出现脂质沉淀，但发生率不高。一般在体检或由于其他原因进行血液生化检验时，发现有血浆脂蛋白水平升高的情况。高脂血症是导致动脉粥样硬化的重要原因之一。

二、中医辨证论治

高脂血症可归属于中医学的"痰饮""肥胖"和"湿热"等病症范畴，其发病原因多与先天禀赋、饮食习惯、起居情况及情志有关，在脏多责之于脾、肾、肝。本病的病机为正伤邪留，本虚标实。

（1）肾阳虚证　神疲乏力，畏寒怕冷，四肢欠温，腰膝酸痛，小便清长，大便溏薄，舌质淡胖，苔薄白，脉沉迟。治以补肾壮阳。方用右归丸加减。

（2）脾虚湿停证　四肢倦怠，头昏目眩，胸闷气短，腹胀纳呆，大便时溏，舌体胖嫩，舌质红，苔白腻，脉缓。治以健脾逐饮。方用苓桂术甘汤合二陈汤加减。

（3）肝火内扰证　口干咽干，心烦易怒，夜寐难眠，时而惊醒，舌质红，苔黄腻，脉弦数。治以清肝泻火。方用龙胆泻肝汤加减。

（4）湿热蕴结证　形体肥胖，口干，胸闷心烦，小便量少色黄，大便干结，舌胖质红，苔黄腻，脉弦滑。治以清热利湿。方用黄连温胆汤加减。

三、饮食原则

高脂血症患者的饮食应当遵循高膳食纤维、低胆固醇、低脂肪、低热量、低糖、低盐的原则，减少动物内脏、肥肉、蛋黄等食物的摄入，培养清淡、有节的饮食习惯。

四、推荐食材

◎粳米

粳米又名大米、白米、稻米。本品富含糖类、蛋白质、脂肪、粗纤维、多种有机酸、钙、磷及B族维生素等营养物质。

性　味：性平，味甘。

归　经：脾、胃、肺经。

功　效：健脾益气，和胃除烦，止泻止痢。

◎花生

见上篇小雪推荐食材。

◎山楂

见上篇立秋推荐食材。

◎白菊花

见下篇高血压病推荐食材。

五、推荐药膳

◎花生芝麻汤

功　效：补肾益气。适宜高脂血症肾阳虚证。

配　料：花生米30g，芝麻30g，生姜3片。

制　作：花生米、芝麻及生姜洗净后，加水煎煮30分钟即可。

用　法：佐餐食用。

◎橘皮健脾饮

功　效：理气健脾，燥湿化痰。适宜高脂血症脾虚湿停证。

配　料：橘皮12g，焦山楂12g，生麦芽5g，白糖少许。

制　作：将橘皮、焦山楂和生麦芽洗净，加水500mL，煎煮40分钟，去渣留汁，加少许白糖调味即可。

用　法：代茶饮用。

◎决明子粥

功　效：清肝降火。适宜高脂血症肝火内扰证。

配　料：决明子10g，白菊花10g，粳米100g。

制　作：先将决明子炒至微有香气，待冷却后与白菊花同煮30分钟，去渣取汁，放入淘洗干净的粳米，将熟时可调入冰糖，煮沸即可。

用　法：佐餐食用。

◎泽泻粥

功　效：清热利湿，化浊降脂。适宜高脂血症湿热蕴结证。

配　料：泽泻粉15g，粳米50～100g。

制　作：泽泻洗净，放入锅内，加水煎煮30分钟，去渣留汁，加入粳米，粥将熟时可加冰糖调味。

用　法：佐餐食用。

第三节　肥胖症

一、一般表现

（一）概况

肥胖症是一种常见病，是由各种原因引起的人体脂肪成分增多，当体内脂肪蓄积量超过正常人平均量时称为肥胖症。根据有无明显病因，肥胖症分为单纯性肥胖症和继发性肥胖症。肥胖症易引起糖尿病、高血压、高脂血症等并发症，治疗肥胖症可以防止其并发症的发生或加重，寓有预防观念。

（二）发病原因

肥胖症的发病原因是多方面的，主要与营养过剩和能量消耗过少有关。肥胖症也受遗传因素和环境因素的影响，有家族聚集性。此外，睡眠不足也会引发肥胖症。

（三）临床表现

（1）轻度肥胖：患者无明显症状，男性患者脂肪分布以头部、颈项部和躯干部为主，女性患者脂肪分布以胸部、腹部和臀部为主。

（2）中度肥胖：形体肥胖，体态臃肿，怕热，多汗，易疲倦，活动后气短，喜爱甜食，容易饥饿。

（3）重度肥胖：形体肥胖，肢体困重，神疲乏力，喜卧少动，可出现高血压病、糖尿病和冠心病等并发症，还可出现抑郁、焦虑等心理问题。

二、中医辨证论治

肥胖症属于中医学"肥胖""湿浊""痰湿"等病症范畴。肥胖症的发生与先天禀赋、过食肥甘厚味和过逸有关。本病病位在脾和肌肉，与肾、心、肺、肝有关，病机多为本虚标实。

（1）**脾虚湿滞证** 体态肥胖臃肿，神疲乏力，肢沉，常感头昏胸闷，纳少，口淡或腻，或伴恶心痰多，脘腹胀满不适，大便溏糊或稀，身困嗜睡汗多，四肢麻木或肿，妇女带下清稀，月经量少错后，舌质淡红肿大，苔薄白滑或腻，脉沉细濡或弦滑。治以健脾化痰，燥湿减肥。方用二陈汤加减。

（2）**脾肾两虚证** 体态肥胖虚浮，腰背酸软，动则气喘，形寒肢冷，神疲嗜卧懒散，性欲减退，阳痿，夜尿较多，舌体淡胖，舌边齿痕，苔薄白或滑，脉沉细无力或迟缓。治以补益脾肾，温化水湿。方用肾气丸合理中丸加减。

（3）**肝胃积热证** 形体结实肥胖，面红有光泽，平素恶热烦躁，口臭，咽干，多食，消谷善饥，小便黄，大便秘，舌边红，舌苔黄腻，或黄干，脉弦滑而数。治以清肝平胃，泄热减肥。方用龙胆泻肝汤加减。

（4）**肝肾阴虚证** 体胖日益明显，性情急躁易怒，情绪抑郁寡欢，夜寐多梦，失眠，经少，经期不调，或已绝经，伴头昏目眩，口苦咽干，烘热汗出，舌红少苔，脉弦细数。治以滋阴潜阳，柔肝减肥。方用杞菊地黄丸加减。

（5）**气滞血瘀证** 体态肥胖丰满，面色黯红，伴胸闷气短，动则气不足，腹部胀满，嗜睡打鼾，皮肤可呈瘀点或老年斑，经行不畅或兼痛经，舌质紫暗，舌下青筋暴露，苔薄或滑腻，脉沉细涩。治以活血通络，降脂减肥。方用桃红四物汤加减。

三、饮食原则

肥胖病人的饮食原则：低热量、低脂肪、低碳水化合物、低盐，而摄取足够的蛋白质、足够的无机盐和食物纤维，并注意少食多餐。

四、推荐食材

◎西瓜皮

西瓜又名寒瓜、夏瓜、水瓜等。西瓜含有糖、盐类和蛋白酶，营养丰富。西瓜皮较西瓜瓤含糖量少，利尿效果更佳，是极佳的瘦身食材。

性 味：性寒，味甘。

归 经：心、肾、膀胱经。

功 效：清热解暑，生津止渴，利尿除烦。

◎冬瓜

见上篇大暑推荐食材。

◎百合

见上篇处暑推荐食材。

◎西红柿

见上篇夏至推荐食材。

五、推荐药膳

◎冬瓜红豆汤

功　效：益气健脾，利水消肿。适宜肥胖症脾虚湿滞证。

配　料：冬瓜500g，红豆40g，精盐适量。

制　作：冬瓜洗净切块，红豆淘洗干净，将冬瓜块和红豆放入砂锅内，加适量清水，煮沸后小火煨20分钟，加少许精盐调味即可。

用　法：佐餐食用。

◎莲子百合粥

功　效：补益脾肾，温化水湿。适宜肥胖症脾肾两虚证者。

配　料：莲子（去心）、百合各50g，猪瘦肉250g，调料少许。

制　作：将猪瘦肉洗净，切成块，放入锅中，加适量水，煮至八成熟时加入莲子、百合共煮，用调料调味即可。

用　法：佐餐食用。

◎西瓜皮赤小豆汤

功　效：清热解毒，利水消肿。适宜肥胖症肝胃积热证。

配　料：西瓜皮100g，赤小豆60g，食盐少许。

制　作：西瓜皮水煎后去渣取汁，赤小豆洗净放入锅中，加入煮西瓜皮的汁水，待赤小豆煮熟后，加入食盐调味即可。

用　法：佐餐食用。

◎杞菊茶

功　效：补肝肾，降压降脂。适宜肥胖症肝肾阴虚证。

配　料：枸杞子、菊花各6g。

制　作：将枸杞子、菊花一起放入杯中，用沸水冲泡即可。

用　法：代茶频饮。

◎番茄羹

功　效：行气活血，化瘀降脂。适宜肥胖症气滞血瘀证。

配　料：西红柿250g，山楂30g，陈皮10g，湿淀粉适量。

制　作：山楂、陈皮分别洗净切碎。西红柿洗净后剁成西红柿糊。将山楂、陈皮放入锅内，加适量清水，用中火煮20分钟取汁，在药汁中加入西红柿糊，搅拌均匀后，以湿淀粉勾兑成羹。

用　法：佐餐食用。

第四节　痛风

一、一般表现

（一）概况

痛风是一种代谢性疾病，起病急，疼痛剧烈，本病是由于人体内出现嘌呤代谢紊乱和尿酸排泄障碍，导致血中尿酸升高，尿酸以盐结晶的形式沉积，引起关节滑膜、软骨、肾脏和皮下等组织、器官的异物炎性反应。尿酸过高体质的痛风患者可以通过饮食控制来减少或预防痛风的发病。

（二）发病原因

痛风的发病受遗传因素影响，与饮食中大量摄入高嘌呤食物有关，服用抑制尿酸从肾脏中排出的药物也会诱发痛风。痛风的发病多是由于人体内尿酸过多，尿酸产生过多或排泄减少都会引起尿酸水平升高，进而诱发本病。

（三）临床表现

在痛风发病早期，患者有尿酸水平升高，但常常没有明显临床症状。在急性痛风发作期，患者可能发生痛风性关节炎或者尿路结石，疼痛常于深夜突然发作，并进行性加剧。在间歇发作期，痛风患者出现反复发作性关节疼痛，存在关节僵硬、畸形和活动受限。

二、中医辨证论治

痛风属于中医学的"痹证""历节""白虎历节"等病症范畴。痛风的发病与肝肾亏虚、痰瘀互结、饮食劳倦及外感风寒湿热之邪有关。本病早期以实证为主，中晚期虚实夹杂或以虚证为主。

（1）湿热痹阻证　关节红肿热痛，病势较急，局部灼热，得凉则舒。伴发热，口渴，心烦，小便短黄。舌质红，苔黄或腻，脉象滑数或弦数。治宜清热利湿，通络止痛。方用四妙白虎汤加减。

（2）风寒湿痹证　关节肿痛，屈伸不利，或见局部皮下结节、痛风石。伴关节喜温，肢体重着，麻木不仁，小便清长，大便溏薄。舌质淡红，苔薄白，脉象弦紧或濡缓。治以祛风散寒，除湿通络。方用桂枝乌头汤加减。

（3）痰瘀阻滞型　关节肿痛，反复发作，时轻时重，局部硬节，或见痛风石。伴关节畸形，屈伸不利，局部皮色暗红，体虚乏力，面色青暗。舌质绛红有瘀点，苔白或黄，脉象沉滑或细涩。治以化痰散结，活血通络。方用二陈桃红饮加减。

（4）脾肾阳虚证　关节肿痛持续，肢体及面部浮肿。伴气短乏力，腰膝酸软，畏寒肢冷，纳呆呕恶，腹胀便溏。舌质淡胖，苔薄白，脉象沉缓或沉细。治以健脾益肾，温阳散寒。方用附子理中汤加减。

（5）肝肾阴虚证　症见关节疼痛，反复发作，日久不愈，时轻时重，或关节变形，可见结节，屈伸不利。伴腰膝酸软，耳鸣口干，肌肤麻木不仁，神疲乏力，面色潮红。舌质干红，苔薄黄燥，脉弦细或细数。治以补肝益肾，祛风除湿。方用独活寄生汤加减。

三、饮食原则

痛风患者宜采用低嘌呤膳食，严格控制摄入热量，适量摄入蛋白质，饮食宜低脂、低盐，注意补充维生素。痛风患者宜大量饮水，以促进尿酸排出。痛风患者饮食当有规律，避免暴饮暴食。此外，酒可诱发痛风发作，痛风患者不宜饮酒。

四、推荐食材

◎胡椒

胡椒又名浮椒、玉椒。本品含挥发油和多种酰胺类化合物，如胡椒酰胺、次胡椒酰胺、胡椒油碱等。胡椒及其制品是厨房常用的调味品。

性　味：性热，味辛。

归　经：胃、大肠、肝经。

功　效：温中散寒，下气止痛，止泻，开胃，解毒。

◎木瓜

木瓜又名海棠梨、铁脚梨、木瓜实等。木瓜中含有蛋白分解酶，可以帮助分解蛋白质和淀粉，降低血糖，木瓜中的齐墩果酸有软化血管、降低血脂的功效。

性　味：性温，味酸。

归　经：肝、脾经。

功　效：舒筋活络，除湿和中，消食。

◎猪骨

猪骨又名豚骨。猪骨中含有丰富的蛋白质、脂肪、维生素，还含有大量磷酸钙、骨胶原、骨黏蛋白。猪脊骨中含有骨髓，骨髓柔软多脂，可以用在调味汁、汤里或炖菜中。

性　味：性微温，味甘。

归　经：肾经。

功　效：滋补肾阴，填补精髓。

五、推荐药膳

◎苍术薏苡仁粥

功　效：清热化湿，宣痹止痛。适宜痛风湿热痹阻证。

配　料：苍术、川牛膝各15g，生石膏30g，薏苡仁100g。

制　作：将苍术、川牛膝洗净，与生石膏共入锅中，加适量水煎煮，去渣取汁。用该药汁和薏苡仁共煮，成粥即可。

用　法：佐餐食用。

◎胡椒面汤

功　效：祛风散寒，除湿通络。适宜痛风风寒湿痹证。

配　料：面粉200g，胡椒粉、食盐适量。

制　作：在面粉中加入适量清水，和成面团，再将面团擀成面片，放入开水锅中，用大火煮开后，换用小火煮至面片熟，加入胡椒粉、食盐调味即可。

用　法：佐餐食用。

◎木瓜陈皮粥

功　效：化痰除湿，通络止痹。适宜痛风痰瘀阻滞证。

配　料：木瓜5g，陈皮5g，丝瓜络5g，川贝末5g，粳米50g，冰糖适量。

制　作：将木瓜、陈皮、丝瓜络洗净后煎取汁。药汁与粳米共煮，粥成后加入川贝末、冰糖稍煮即可。

用　法：佐餐食用。

◎杜仲猪脊骨汤

功　效：健脾益肾，温阳散寒。适宜痛风脾肾阳虚证。

配　料：猪脊骨500g，杜仲30g，陈皮15g，大枣5枚，食盐少许。

制　作：将猪脊骨、杜仲、陈皮、大枣洗净，一起放入锅内，加适量清水，大火烧开后，换用小火煮熟，加少许食盐调味即可。

用　法：佐餐食用。

◎牛膝粥

功　效：补肝益肾，祛风除湿。适宜痛风肝肾阴虚证。

配　料：牛膝茎叶20g，粳米100g。

制　作：牛膝洗净，加水200mL，煎至100mL，去渣留汁，加入粳米100g，再加水约500mL，煮成稀粥。

用　法：佐餐食用。

第五节　甲状腺功能亢进症

一、一般表现

（一）概况

甲状腺功能亢进症是由多种原因引起的甲状腺激素分泌过量，进入血液循环系统，作用于全身的内分泌疾病。临床表现多种多样，它会造成甲状腺肿大，目睛突出，胫前黏液性水肿，食欲亢进，体重减轻，心慌，急躁，怕热，汗出，手指颤抖，便次增多等病症。本病常见于青年及中年女性。

（二）发病原因

甲状腺功能亢进的病因尚未完全阐明，研究表明本病具有家族聚集性，与体液免疫、细胞免疫等自身免疫反应相关，碘摄入过多、感染、精神创伤等环境因素也会诱发本病。

（三）临床表现

甲状腺功能亢进的患者可有怕热、多汗、食欲亢进、体重减轻、心慌、急躁、大便次数增加等代谢加快及交感神经高度兴奋的表现，可出现甲状腺弥漫性肿大，肿大的甲状腺质地软，有弹性，可以扪及震颤，有些病人有眼部异常或突眼。

二、中医辨证论治

甲状腺功能亢进症可归属于中医学"瘿气""惊悸"等病症范畴。其病因复杂，多因七情内伤而致病，在脏腑与肝、脾、胃、肾有关。本病早期多以实证为主，后期以虚实夹杂为主。

（1）肝郁痰结证　颈前结块漫肿，质软不痛，或颈胀，胸胁满闷，喜叹息，或恶心便溏。舌苔白腻，脉弦或濡滑。本型见于早期患者。治以疏肝解郁，化痰清热。方用丹栀逍遥散加减。

（2）肝火犯胃证　瘿肿眼突，目光炯炯，消谷善饥，口干欲饮，大便溏泄，性情急躁易怒，怕热多汗，面红心悸。治以清肝泻胃，散结消瘿。方用龙胆泻肝汤合半夏泻心汤加减。

（3）阴虚阳亢证　头晕目花，手抖，烦热多汗，口干多饮，纳亢消瘦，心悸失眠多梦，瘿肿眼突。舌红或红绛，苔少或薄黄，脉细数。治以滋阴降火，宁心息风。方用天王补心丹加减。

（4）气阴两虚证　心慌气短，怔忡少眠，头晕腰酸，口干多汗，神疲便溏，伴颈部瘿肿不消。舌苔薄白，脉细或细数无力。治以益气养阴，散结消瘿。方用生脉散加味。

三、饮食原则

甲状腺功能亢进症患者的饮食应注意保证热能供给，适当增加餐次，增加对碳水化合物和蛋白质的摄入，适当食用富含钾、钙、磷等矿物质和维生素B_1、维生素B_2及维生素C的食物，对富含纤维的食物予以限制，并忌富碘食物的摄入。

四、推荐食材

◎ 柿子

柿子又名半果、香柿、红柿等。柿子营养价值很高，富含维生素C、钙、铁、磷及蛋白质等。色泽诱人，果香扑鼻，新鲜的柿子可直接食用，也可制作成柿饼延长储存时间。

性　味： 性寒，味甘、涩。

归　经： 肺、脾、胃、大肠经。

功　效： 清热去燥，润肺化痰，生津止渴，止血。

◎ 枇杷

枇杷营养丰富，有各种果糖、葡萄糖、钾、磷、铁、钙以及维生素A、B、C等。枇杷味道鲜美，果肉软而多汁，润肺止咳及止渴功效显著。

性　味： 性凉，味甘、酸。

归　经： 肺、脾经。

功　效： 润肺，下气，止渴。

◎ 桑椹

桑椹又名桑果，早在两千多年前桑椹已是中国皇帝御用的补品。因桑树具有天然生长、无任何污染的特点，被誉为"民间圣果"。

性　味： 性寒，味甘。

归　经： 心、肝、肾经。

功　效： 补血滋阴，生津润肠，利水消肿。

◎ 白萝卜

见上篇立春推荐食材。

五、推荐药膳

◎ 萝卜橘皮菊花汤

功　效： 理气化痰，软坚散结。适宜甲状腺功能亢进症肝郁痰结证。

配　料： 白萝卜250g，橘皮15g，菊花10g，食盐适量。

制　作： 白萝卜洗净后切丝，橘皮剪碎，菊花洗净，一同放入锅内，加水适量。大火煮开，小火续煮30分钟即可。

用　法：佐餐食用。

◎青柿子羹

功　效：清胃润燥。适宜甲状腺功能亢进症肝火犯胃证。

配　料：青柿子1000g，蜂蜜适量。

制　作：青柿子洗净，去掉柿蒂后捣烂并绞成汁，放锅中煎煮至黏稠，加入适量蜂蜜，再次煎煮至黏稠时，离火冷却，装瓶备用。

用　法：适量冲服。

◎银耳枇杷羹

功　效：滋阴养液，益胃生津。适宜甲状腺功能亢进症阴虚阳亢证。

配　料：鲜枇杷100g，银耳5g。

制　作：将鲜熟枇杷去掉果梗，洗净后去皮、核，保持果肉完整，银耳用水发后煮软。将银耳、冰糖、白糖和水放入铝锅中加热至沸，然后放入枇杷肉，沸后离火，再加入枇杷果汁搅拌均匀，放冷后置冰箱冷藏室冷冻。

用　法：适量冲服。

◎桑椹蜜膏

功　效：益气养血滋阴。用于甲状腺功能亢进症气阴两虚证。

配　料：干桑椹250g（鲜品加倍），蜂蜜适量。

制　作：干桑椹洗净，加水适量煎煮2次，每次煎煮30分钟取汁液一次，合并2次煎取的汁液，再用小火浓缩，较黏稠时加入蜂蜜，沸腾后停火，冷后装瓶备用。若为鲜品，榨汁后熬至黏稠时加入蜂蜜。

用　法：适量冲服。

第六节　甲状腺功能减退症

一、一般表现

（一）概况

甲状腺功能减退症，是指甲状腺激素合成及分泌减少或生理效应不足，导致机体代谢降低的一种疾病。按照甲状腺功能减退症的发病年龄，临床上将其分为呆小病、幼年型甲状腺功能减退症及成年型甲状腺功能减退症三种类型。本病女性多于男性，随年龄增加，本病患病率也增加。

（二）发病原因

甲状腺功能减退症病因复杂，多与长期摄入碘不足、桥本甲状腺炎、甲状腺发育不全、甲状腺手术、脑垂体前叶损伤及服用某些药物等原因有关。

（三）临床表现

甲状腺功能减退症的患者可以没有明显的临床表现，或出现疲劳，怕冷，体重增加、面色苍白水肿、表情淡漠、智力低下、嗜睡等症状，可合并贫血、骨质疏松症等病。甲状腺功能减退症会影响儿童、婴幼儿的身体发育和智力发育，造成儿童发育迟缓，在某些情况下发展成侏儒症，对婴幼儿的影响更大，会造成呆小症。

二、中医辨证论治

甲状腺功能减退症可归属于中医学"瘿病"的病症范畴。其发病与脾肾阳虚、气血两虚等有关，与肾、心、脾关系密切，本病多为虚证。

（1）脾肾阳虚证　疲乏无力，畏寒肢冷，嗜睡少言，颜面虚肿，阴毛稀疏，耳鸣眩晕，关节酸痛，阳痿滑精，妇女闭经，舌淡苔白，脉细缓无力。治以温补脾肾。方用附子理中汤合二仙汤加减。

（2）气血两虚证　疲乏无力，少气懒言，面色苍白，失眠健忘，食少腹胀，心慌心悸，皮肤干燥，舌淡苔少，脉细无力。治以补气生血。方用归脾汤加减。

（3）阳虚水泛证　主要表现为畏寒怕冷，嗜睡懒言，体重增加，肢体浮肿，关节强直，心悸胸闷，反应迟钝，腹胀少食，舌淡胖或有齿痕，苔白滑，脉沉细无力。治以温阳利水。方用真武汤加减。

三、饮食原则

甲状腺功能减退症患者应在饮食上适当增加碘的摄入，食用富含优质蛋白而且脂肪含量较低的食品，合并贫血的患者应摄入富含铁剂和叶酸的食品，合并骨质疏松的患者应摄入富含钙的食品。

四、推荐食材

◎羊肉

见上篇大雪推荐食材。

◎龙眼肉

见上篇寒露推荐食材。

◎山药

见上篇立秋推荐食材。

五、推荐药膳

◎羊肉汤

功　效：温补脾肾。适宜甲状腺功能减退症脾肾阳虚证。

配　料：羊肉500g，肉桂10g，肉豆蔻10g，茴香10g，生姜3片，料酒、食盐等调料适量。

制　作：羊肉洗净，与肉桂、肉豆蔻、茴香和生姜一同放入锅内，加入适量清水，大火煮开，小火炖至肉熟，加料酒、食盐调味即可。

用　法：佐餐食用。

◎生脉桂圆粥

功　效：益气养血，滋阴复脉。适宜甲状腺功能减退症气血两虚证。

配　料：龙眼肉50g，人参5g，五味子5g，麦门冬10g，粳米100g。

制　作：将龙眼肉、人参、五味子和麦门冬洗净，粳米淘洗干净，一起放入锅内，加入适量水，熬煮成粥即可。

用　法：佐餐食用。

◎山药茯苓包

功　效：补肾温阳，利水消肿。适宜甲状腺功能减退症阳虚水泛证。

配　料：山药粉100g，茯苓粉100g，面粉200g，豆沙馅200g，酵母粉适量。

制　作：将山药粉、茯苓粉加适量清水调成糊状，上笼蒸半小时后，调入面粉、酵母粉，和面，发面，擀成皮，用豆沙馅包成包子，上笼蒸熟即可。

用　法：佐餐食用。

第九章　神经系统与精神疾病

第一节　短暂性脑缺血发作

一、一般表现

（一）概况

短暂性脑缺血发作，又称一过性脑缺血发作，简称TIA，是指由颅内动脉病变导致的脑动脉一过性供血不足引起的脑或视网膜功能障碍，每次发作一般在30分钟内可以完全恢复。因起病急、症状不严重，可很快恢复，易被患者忽视。患者具有较高的继发卒中率、致残率和致死率，是脑卒中的危险预警信号。

（二）发病原因

（1）血流动力学改变：在脑动脉粥样硬化或管腔狭窄的基础上，血压低或有波动时血管内的血流减少，出现一过性缺血现象，当血压恢复正常的时候，短暂性脑缺血发作的症状也随之消失。

（2）脑血管狭窄或者痉挛：颅内外的血管由于粥样硬化所致狭窄，可以引起一过性的脑供血不足；供应脑部血流的动脉受压迫或者受到刺激导致痉挛，也可引起一过性的脑缺血。

（3）微栓塞：粥样硬化斑块和其他来源的微栓子随血流进入颅内，引起相应的动脉闭塞而产生临床症状，当栓子崩解或移动到远端的时候，局部的血流恢复，症状消失，呈现一过性的症状。

（三）临床表现

症状局限于由某一支动脉供血的大脑区域或眼部。典型症状包括：偏瘫、偏身感觉异常、构音障碍、吞咽困难、复视、口周麻木、失衡和单眼失明等。

二、中医辨证论治

短暂性脑缺血发作属于中医的小中风、中风先兆，与年龄、体质、饮食、情志、劳逸、遗传等因素有关，本虚标实为其病机。

（1）肝阳上亢证　以眩晕为主，伴耳鸣，头痛且胀，颈项板样僵硬，面色潮红，急躁易怒，怒时晕痛加重，少寐多梦，口干或苦，舌质偏红，苔黄，脉弦数。治以平肝潜阳。方用天麻钩藤饮加减。

（2）肝肾阴亏证　眩晕而神疲健忘，耳鸣如蝉，严重者突然昏厥，短时即醒，双目干涩，视物昏花，重者出现一过性眼盲，多梦，腰膝酸软，手足心热，口干，舌红少苔或无苔，脉沉细弦。治以滋补肾阴。方用杞菊地黄汤。

（3）风痰阻络证　头晕目眩，或头重如裹，甚者神志迷蒙，一侧肢体发麻或沉重无力，或一过性昏倒，平素嗜酒食甘，体肥，舌苔厚腻，脉弦滑。治以祛风豁痰通络。方用半夏白术天麻汤。

（4）气虚血瘀证　眩晕动则加剧，一过性昏倒或一过性肢体麻木，气短乏力，心悸神疲，睡时流涎，晚上更甚，各种症状在疲劳时加重，舌暗紫，脉沉细涩。治以益气活血通络。方用补阳还五汤加减。

三、饮食原则

饮食宜清淡，低盐少糖，限制高胆固醇饮食。忌饮食过饱、禁烟戒酒，少吃辛辣刺激之食物。

四、推荐食材

◎莲子

莲子分布于中国南北各省，具有防癌抗癌、降血压、强心安神、滋养补虚、止遗涩精的作用，又叫莲子肉、水芝丹、莲蓬子等，是常见的滋补佳品。

性　味：性平，味甘、涩。

归　经：脾、肾、心经。

功　效：补脾止泻，止带，益肾涩精，养心安神。

◎兔肉

兔肉具有高蛋白、低脂肪的特点，脂肪和胆固醇含量低于所有肉类，有"荤中之素"的说法，可保护心血管，补充维生素，是肥胖者和心血管患者的理想肉食。

性　味：性凉，味甘。

归　经：脾、胃、大肠经。

功　效：补中益气，凉血解毒，清热止渴。

◎鳖

见上篇大寒推荐食材。

◎桑椹

见下篇甲状腺功能亢进症推荐食材。

五、推荐药膳

◎天麻炖甲鱼

功　效：平肝潜阳，滋阴清热。适宜短暂性脑缺血发作肝阳上亢证。

配　料：鳖1只，天麻15g，葱姜少许。

制　作：将鳖宰杀，沸水稍烫后刮去泥膜，挖除内脏，用鳖胆在背壳上涂一周，腹盖向上放置在炖锅中。将天麻、葱、姜撒在上面，再加入黄油适量。加盖后，隔水炖1.5～2小时即可。

用　法：佐餐食用。

◎桑椹芹菜汁

功　效：滋补肝肾，降血压。适宜短暂性脑缺血肝肾阴亏证。

配　料：桑椹100g，鲜芹菜200g，蜂蜜15mL。

制　作：分别将干净的桑椹、芹菜叶在温水中浸泡片刻，将芹菜捞出后切段与桑椹一起投入榨汁机中，榨成汁后，用纱布过滤汁液，将其倒入玻璃杯中，加入蜂蜜，调匀即成。

用　法：早晚两次分服。

◎莲子发菜瘦肉汤

功　效：健脾和胃，清热化瘀。适宜短暂性脑缺血发作风痰阻络证。

配　料：猪瘦肉250g，莲子30g，腐竹100g，发菜15g，大枣4个。

制　作：将莲子去心用开水烫去外衣；腐竹浸软切段；发菜浸软，用花生油擦洗干净；大枣去粒洗净；猪瘦肉洗净，切块；把全部用料一起放入锅内，加清水适量，武火煮沸后，文火煮2～3小时，调味即可。

用　法：随量饮用。

◎黄芪川芎兔肉汤

功　效：益气活血。适宜短暂性脑缺血发作气虚血瘀证。

配　料：兔肉250g，黄芪60g，川芎10g，生姜4片。

制　作：将黄芪、川芎、生姜洗净；兔肉洗净、切块、去油脂，用开水脱去血水；将全部用料一起放入锅中，加清水适量，武火煮沸后，文火煮2小时，调味即成。

用　法：每2日1剂，随量食肉饮汤。

第二节　帕金森病

一、一般表现

（一）概况

帕金森病又名震颤麻痹，是一种常见于中老年的神经系统变性疾病，以静止性震颤、运动迟缓、肌强直和姿势步态障碍为主要特征，严重影响患者的身体健康与生活质量。我国现有帕金森病患者约200万，估计全国每年新发病例数可达10万以上。

（二）发病原因

目前认为帕金森病为多因素共同作用所致：①年龄老化：多见60岁以上发病，提示衰老可能与本病有关；②环境因素：长期接触某些工业化学物质等，如杀虫剂、除草剂可能是发病的危险因素之一；③遗传因素：约10%的患者有家族史。帕金森病的主要病理改变为中脑黑质多巴胺能神经元变性坏死和Lewy小体形成。

（三）临床表现

（1）静止性震颤：多为首发症状。从一侧上肢远端开始，静止时震颤明显，运动时减轻，入睡后消失。手部静止性震颤在行走时加重。

（2）肌强直：屈肌和伸肌的肌张力均增高，被动运动时阻力增加，类似弯曲软铅管的感觉，故称"铅管样强直"。合并有肢体震颤时，可在均匀的阻力中出现断续停顿，如转动的齿轮。面肌强直使表情和瞬目减少，出现"面具脸"。

（3）运动迟缓：动作困难缓慢，运动幅度减小。声音低沉、吐字不清，写字呈现"过小征"，系鞋带等精细动作很难完成。

（4）姿势步态异常：早期走路拖步，颈肌、躯干肌强直，病人站立呈S型；晚期全身僵直不能动弹，在行走过程中出现"冻结"现象，或者有慌张步态的出现。

（5）其他：患者还可出现流涎、便秘、睡眠障碍、抑郁等表现，严重影响患者的生活质量。

二、中医辨证论治

中医学认为帕金森病属于"颤证"范畴，主病在肝，病机为本虚标实。中医认为此病因气血阴阳亏虚，标为风、火、痰、瘀交袭而发病。

（1）肝气郁滞证　震颤僵直，情绪抑郁，胸胁胀满不适，嗳气纳差，失眠多梦，便秘，舌红苔薄，脉弦，女性还可出现月经不调。治以疏肝解郁、息风理气。方用柴胡疏肝散合羚角钩藤汤加减。

（2）痰浊壅滞证　四肢震颤，头痛头晕，善怒心烦，痰多，恶心，纳差，腹胀，便秘，夜寐欠佳，舌淡苔白，脉弦滑。治以燥湿化痰、理气除烦。方用导痰汤加金钱白花蛇、蝉蜕、白僵蚕、地龙、钩藤等。

（3）气滞血瘀证　肢体震颤，麻木僵直，头晕，急躁易怒，纳差口干，夜寐欠佳，舌紫暗或见瘀斑，苔薄腻，脉涩。治以理气活血，化瘀通络。方用复元活血汤加白僵蚕、威灵仙、徐长卿等。

（4）肝肾阴虚证　四肢震颤，头摇颤，头晕目眩，腰膝酸软，五心烦热，便秘，重则神呆，啼笑无常，言语失序甚至幻听幻觉，神疲纳差，舌红苔少，脉弦细。治以补肝益肾，滋阴息风。方用大定风珠加减。

（5）气血亏虚证　肢体震颤，心悸多虑，眩晕健忘，视物模糊，面色萎黄，纳差，腹胀，神疲乏力，舌淡胖苔白边，有齿痕，脉细弱。治以补气养血。方用归脾汤加减。

三、饮食原则

饮食宜多样化，多食谷类及新鲜蔬菜水果，低盐、低脂、适量蛋白，并保证每日摄入足够水分。高蛋白饮食可影响左旋多巴药物的作用，依病情及用药情况适当限制蛋白摄入。戒烟戒酒，禁食咖啡、辣椒、芥末等刺激性食物。

四、推荐食材

◎薏苡仁

见上篇小满推荐食材。

◎山楂

见上篇立秋推荐食材。

◎枸杞子

见上篇寒露推荐食材。

◎乳鸽

见上篇大暑推荐食材。

五、推荐药膳

◎薏米杏仁粥

功　效：豁痰通络息风。适宜帕金森病痰浊壅滞证。

配　料：薏苡仁30g，杏仁10g，冰糖少许。

制　作：先将薏苡仁入锅，加适量水，置火上烧沸再用温火煎煮至半熟；放入杏仁，续用文火熬熟，加入冰糖即成。

用　法：每日1次，宜常服。

◎山楂荷叶饮

功　效：活血化瘀，降压息风。适宜帕金森病气滞血瘀证。

配　料：山楂12g，荷叶半张。

制　作：将山楂、荷叶加水适量，煎后去渣，取汁服用。

用　法：代茶经常饮用。

◎枸杞炖羊脑

功　效：补肝益肾，补虚健脑。适宜帕金森病肝肾阴虚证。

配　料：羊脑30g，枸杞子50g，大葱5g，姜5g，盐1g，料酒5g。

制　作：将羊脑挑破血丝洗净，枸杞子洗净备用；将葱切成小段，姜切成片备用；将羊脑、枸杞子放入砂锅内加水大火烧开，撇去浮沫；加入葱、姜、料酒，改小火炖煮15分钟，加入盐、味精调味即可。

用　法：早晚配餐食用。

◎芪杞炖乳鸽

功　效：补中益气，滋阴养血。适宜帕金森病气血亏虚证。

配　料：黄芪30g，枸杞子30g，乳鸽1只。

制　作：将乳鸽（未换毛的幼鸽）去毛和内脏，洗净，放入炖盅；加水适量，再加入黄芪和枸杞子，将盅放入锅内，隔水炖熟。

用　法：食用时可加食盐、味精少许，每3天炖服1次。

第三节　癫痫

一、一般表现

（一）概况

癫痫为神经系统常见病，由各种病因引起的脑部神经元高度同步化异常放电，导致短暂性的中枢神经系统功能失常为特征的慢性脑部疾病。癫痫好发于青少年及老年人，其患病率为5‰，年发病率（50~70）/10万，死亡率（1.3~3.6）/10万。我国癫痫患者约有600万以上，每年新发患者65万~70万。

（二）发病原因

（1）原发性癫痫：原因不明，多在儿童期或青少年期首次发病，具有典型临床特征，但脑部不存在可引起癫痫发作的结构性损伤或功能异常，多与遗传有关。

（2）继发性癫痫：因颅脑损伤、脑血管疾病、脑外伤、脑肿瘤、脑炎、脑膜炎等脑部损伤，或尿毒症、肝性脑病、一氧化碳中毒等全身性疾病引起的中枢神经系统结构损伤或功能异常。

（三）临床表现

（1）部分性发作：为痫性发作的常见类型，是由于大脑半球局部神经元的异常放电。单纯部分性发作患者无意识障碍，以局部症状为特征，如：身体局部发生不自主抽动、一侧肢体麻木感或自主神经紊乱，一般发作持续时间不超过1分钟；复杂部分性发作表现为有意识障碍，发作时对外界的刺激没有反应，在意识模糊的状态下可出现具有一定协调性和适应性的无意识活动，如反复咀嚼、舔唇、搓手、解衣扣、游走、自言自语等自动症。

（2）全身性发作：多数患者在发作初期就有意识丧失。全面强直-阵挛发作是全身发作最常见的类型，发作分三期：①强直期：所有骨骼肌呈持续性收缩，双眼球上窜，神志不清，喉肌痉挛，牙关紧闭，持续约10～20秒转入阵挛期；②进入阵挛期后不同肌群强直和松弛相交替，由肢端延及全身，持续0.5～1分钟，最后一次痉挛后抽搐终止；③阵挛期后进入惊厥后期，尚有短暂强直痉挛，呼吸首先恢复，心率、血压和瞳孔恢复至正常，肌张力松弛，意识逐渐清醒。从发作开始到结束，整个过程历时5～10分钟。患者清醒后头痛、疲乏、不能回忆抽搐过程。

二、中医辨证论治

癫痫属中医"痫证""癫证"等范畴，中医认为其病因病机可概括为痰、火、惊、气、血和先天因素几个方面，因积痰、火郁，惊恐而发病，其中尤以积痰为主要原因。

（1）痰风扰神证　平时急躁易怒，心烦失眠，发作时倒地抽搐，流涎或吼叫，病后症状加重，苔黄腻，脉弦数滑。治以化痰开窍，清热泻火。方用当归龙荟丸合涤痰汤加减。

（2）风痰闭阻证　发作时突然跌倒，神志不清，抽搐吐涎，有时伴尖叫或大小便失禁，苔白腻，脉弦滑。治以开窍定痫，涤痰息风。方用定痫丸。

（3）瘀阻脑络证　平时于固定位置头痛，癫痫发作时单侧肢体抽搐，一侧面部抽动，有时伴有发绀，苔薄白，脉弦细。治以活血化瘀，息风通络。方用通窍活血汤加减。

（4）心肾亏虚证　发作频繁，头晕目眩，精神恍惚，健忘，舌红，脉沉细数。治以补心益肾，潜阳安神。方用左归丸加减。

（5）心脾两虚证　面色苍白，体瘦纳差，神疲乏力，反复发病，苔白腻，脉沉细弱。治以补血益气，健脾宁心。方用六君子汤合天王补心丹加减。

三、饮食原则

癫痫初起多属实证，饮食宜清淡，适当增加营养物质摄入，忌食肥甘厚味；体质虚弱者，健脾祛寒、滋补肝肾、补益气血，忌酒类及刺激性食物。

四、推荐食材

◎橄榄

橄榄为橄榄科乔木植物橄榄的果实，又称青果、青子、谏果等，含丰富的蛋白质、脂肪、维生素C等，具有养肺润喉、解酒除烦、抗菌解毒之效。

性　味：性凉，味酸、涩、甘。

归　经：肺、胃经。

功　效：清肺利咽，生津止渴，开胃降气，除烦醒酒。

◎ 桃仁

桃仁为桃或山桃的成熟种子。含有苦杏仁苷、挥发油、脂肪油、苦杏仁酶等，可用于癥瘕结块、跌打损伤、闭经痛经、肺痈肠痈、肠燥便秘等。

性　味：性平，味苦、甘。

归　经：心、肝、大肠经。

功　效：破血行瘀，润燥滑肠。

◎ 豆腐

见上篇小满推荐食材。

◎ 鳖

见上篇大寒推荐食材。

◎ 粳米

见下篇高脂血症推荐食材。

五、推荐药膳

◎ 天麻豆腐汤

功　效：清热化痰，息风定痫。适用于癫痫痰风扰神证。

配　料：天麻10g，豆腐50g。

制　作：将天麻水煎，去渣取汁，加入豆腐，煮熟调味服食。

用　法：每日1剂，食用。

◎ 明矾橄榄

功　效：涌吐痰涎而不伤胃气。适宜癫痫风痰闭阻证。

配　料：明矾1.5g，橄榄12个。

制　作：将橄榄洗净，用刀将橄榄划割数条纵纹，将明矾末掺入纹内，待明矾浸入橄榄后，食用。

用　法：每1～2小时吃1个，细嚼之，有痰吐痰，无痰将汁咽下，吐渣。

◎天麻桃仁饮

功　效：祛风通络，活血化瘀。适用于癫痫痰阻脑络证。

配　料：天麻10g，桃仁12g，红糖15g。

制　作：用天麻、桃仁煎药去渣取汁。加入红糖搅匀即可。

用　法：可当饮料服用，每日适量。

◎枸杞山药炖甲鱼

功　效：滋肝养肾，补中益气，调和肝、肾、肺。适宜癫痫心肾亏虚证。

配　料：鳖1只，枸杞子20g，山药30g，生姜3片，精盐适量。

制　作：将鳖去头、爪，洗净切块，备用；将山药切成片，与枸杞子、生姜洗净备用；将备用食材一同放入锅中，加开水适量，温火炖3个小时，炖至鳖烂熟，取出即可食用。

用　法：佐餐食用。

◎粳米人参粥

功　效：补中益气，提高免疫力，调和各脏腑。适宜癫痫心脾两虚证。

配　料：人参末5g，粳米100g，生姜5片。

制　作：将粳米洗净倒入锅内，加水，加入人参末、生姜。熬煮30分钟后，把煮好的粥取出食用即可。

用　法：佐餐食用。

第十章　妇科常见病

第一节　痛经

一、一般表现

（一）概况

痛经是妇科最常见疾病之一，指在行经前后或月经期出现下腹部疼痛、坠胀感，并伴有腰酸、头晕、恶心、乏力等不适，症状严重者可影响日常生活。痛经分为原发性和继发性2种类型，前者指生殖器官无器质性病变的痛经，占痛经90%以上；后者指因急慢性盆腔炎、子宫内膜异位症等盆腔器质性病变引起的痛经。

（二）发病原因

原发性痛经主要与月经期子宫内膜前列腺素含量增高有关，前列腺素可诱发子宫平滑肌收缩，造成子宫缺血缺氧，引起下腹部痉挛性疼痛。研究表明，痛经患者子宫内膜和月经血中前列腺素含量较正常妇女明显升高。此外，痛经还与精神心理因素、遗传因素、个人痛阈等有关。

（三）临床表现

①原发性痛经多发生于青少年，在月经初潮后的1~2年内发病率最高；②部分人在行经前12小时发生疼痛，但是多数人疼痛开始于月经来潮后，第1日最为剧烈，持续2~3日后缓解；③疼痛常呈痉挛性，位于下腹正中耻骨联合上，可放射至腰骶部及大腿内侧；④可伴有头晕、恶心、乏力、呕吐、腹泻等症状，严重者可出现面色苍白、出冷汗。

二、中医辨证论治

痛经病因有虚实之分：实证痛经，不通则痛；虚证痛经，不荣则痛。若忧思恼怒、起居不慎或六淫为害，可导致寒湿凝滞，气血运行不畅，胞宫经血流通受阻，"不通则痛"，引起痛经；若气血虚弱，肝肾亏损，冲任、胞宫失于濡养，"不荣则痛"，亦可导致痛经。

（1）气滞血瘀证　经前或经期小腹胀痛，经血量少、经行不畅，经色黑紫且有血块或腐肉样片状物，舌质暗紫有瘀点，脉弦细。治以理气行滞，化瘀止痛。方用膈下逐瘀汤加减。

（2）**寒湿凝滞证**　经期小腹绞痛并有冷感，温热刺激则减轻，经血少、行而不畅，色紫黑有块；形寒肢冷，苔白，脉细或沉紧。治疗以温经散寒，祛湿止痛。方用少腹逐瘀汤加减。

（3）**气血虚弱证**　经期或经后小腹隐痛或有下坠不适感，喜按，经色淡红，质清稀、无血块，面色苍白，倦怠无力，头晕心悸，舌淡边有齿痕，脉细弱。治以益气养血，调经止痛。方用圣愈汤加减。

（4）**肝肾虚损证**　经期或经后小腹隐隐作痛，经量少，色暗淡，质稀薄，腰膝酸软，头晕耳鸣，夜寐不酣，舌红苔薄，脉细。治以滋补肝肾，缓急止痛。方用调肝汤。

（5）**湿热瘀阻证**　经前或经期小腹灼热胀痛，拒按，经色暗红，质稠有血块，小便赤黄，大便不畅，舌红苔黄腻，脉滑数。治以清热除湿，化瘀止痛。方用清热调血汤加减。

三、饮食原则

行经期宜食温性食物，如红糖、大枣、鸡蛋等，忌生冷食物以减少痛经的诱发因素。经期还应避免使用浓茶、咖啡、酒精饮料及辛辣刺激性食物。适当补充维生素和微量元素，如维生素B_6可稳定情绪，维生素E可参与阻断前列腺素的合成，钙、镁、钾能有效帮助缓解痛经，故月经前及月经期可以多食富含以上营养素的食物。

四、推荐食材

◎山楂

见上篇立秋推荐食材。

◎大枣

见上篇立秋推荐食材。

◎ 韭菜

见上篇小寒推荐食材。

◎ 兔肉

见下篇短暂性脑缺血发作推荐食材。

◎ 粳米

见下篇高脂血症推荐食材。

五、推荐药膳

◎ 金橘山楂汤

功　效：行气活血，化瘀止痛。适宜痛经气滞血瘀证。

配　料：金橘10g，山楂30g。

制　作：将金橘洗净，山楂洗净、去核，切碎备用。将食材加入锅中，加适量水，炖煮取汁。

用　法：于经前3日饮用。

◎ 姜枣红糖水

功　效：补养气血，温散寒邪。适宜痛经寒湿凝滞证。

配　料：红糖50g，生姜20g，大枣10枚。

制　作：将红糖、大枣煎沸20分钟后放入生姜，再煎5分钟即成。

用　法：宜空腹服用，每日分2次服；或代茶饮。

◎ 韭汁红糖饮

功　效：温经补气养血。适宜痛经气血虚弱证。

配　料：鲜韭菜300g，红糖100g。

制　作：将鲜韭菜洗净，沥干水分，切碎后捣烂，取汁备用。红糖放铝锅内，加清水少许煮沸，至糖溶后兑入韭汁内即可饮用。

用　法：每日1剂。

◎ 枸杞炖兔肉

功　效：补肝肾，益气血，是一种较平和的补虚药膳，适宜痛经肝肾虚损证。

配　料：枸杞子5g，兔肉250g，调味品适量。

制　作：将枸杞子和兔肉放入适量水中，文火炖熟，加入调料。

用　法：饮汤食肉，每日1次。

◎赤豆苡米粥

功　效：健脾清热化湿。适宜痛经湿热瘀阻证。

配　料：赤小豆30g，薏苡仁30g，粳米50g。

制　作：将赤小豆、薏苡仁、粳米洗净，放入砂锅中，加水后煮粥，以豆烂为度。

用　法：可经常辅助服食。

第二节　闭经

一、一般表现

（一）概况

闭经表现为无月经或月经停止，按既往有无月经来潮，可分为原发性闭经和继发性闭经。原发性闭经是指年龄超过13岁，第二性征未发育或年龄超过15岁，第二性征已经发育但无月经来潮者；继发性闭经是指已建立正常月经周期但停经6个月以上，或按自身月经周期计算停经3个周期以上者。

（二）发病原因

下丘脑-垂体-卵巢轴的神经内分泌调节、子宫内膜对性激素的周期性反应和下生殖道通畅是月经建立和维持的必要环节，因此，任何环节发生障碍都有可能导致闭经。原发性闭经较少见，多因遗传因素或先天发育缺陷所致。继发性闭经的原因可分为：①下丘脑性闭经：突然或长期的精神应激、体重下降、长期剧烈运动、长期服用甾体类避孕药、颅咽管瘤等原因可引起低促性腺激素性闭经；②垂体性闭经：腺垂体功能或器质性病变可影响促性腺激素分泌继而影响卵巢功能；③卵巢性闭经：卵巢分泌的性激素低下，子宫内膜周期性变化发生异常，如卵巢早衰、卵巢功能性肿瘤等原因导致闭经；④子宫性闭经：子宫内膜对卵巢激素不能产生正常反应，从而导致闭经，如子宫内膜损伤、先天性子宫缺陷、子宫切除等。

（三）临床表现

主要表现为无月经或月经停止来潮，或伴有全身营养障碍、精神病、头痛、视力障碍、恶心、呕吐、周期性腹痛，或有多毛、肥胖、溢乳，或有第二性征缺乏等。

二、中医辨证论治

闭经病因繁多，内伤七情、外感邪气、饮食劳倦、房劳多产、跌仆损伤、先天因素、体质因素等均可导致女性闭经；闭经病机复杂，可分为虚实两端。虚者多为肾气不足、肝肾虚损、阴虚血燥或脾胃虚弱，致血海空虚，无血可下；实者多为气滞血瘀、痰湿阻滞冲任胞宫，血海阻隔，经血不得下行。

（1）肝肾亏损证　15岁后月经迟迟不潮，或月经量少、色淡逐渐闭经，腰膝酸软，形体消瘦，面色晦暗，舌红苔少，脉沉弱或细涩。治以滋肾益经，养血调经。方用加减苁蓉菟丝子丸。

（2）阴虚血燥证　月经延期至闭经，五心烦热，两颧潮红，舌红苔少，脉细数。治以益阴清热，润燥调经。方用加减一阴煎。

（3）气血虚弱证　月经逐渐后延，且量少色淡质稀，逐渐全闭经，头晕目眩，心悸气短，神疲肢冷，面色萎黄，毛发不泽或脱落，舌淡苔少，脉沉缓或虚数。治以补气养血，活血调经。方用人参养荣汤。

（4）血瘀气滞证　闭经数月，精神抑郁，易怒烦躁，胸胁胀满，小腹胀痛拒按，舌紫黯、边有瘀点，脉沉弦或沉涩。治以理气行滞，活血通经。方用血府逐瘀汤。

（5）痰湿阻滞证　月经停闭，形体肥胖，胸脘胀闷，恶心痰多，面浮足肿，带下量多色白，苔腻，脉滑。治以健脾化湿，祛痰通经。方用苍附导痰丸。

（6）寒凝胞宫证　闭经，面色苍青，腹痛腰酸，喜温怕冷，白带质稀色白，苔白，脉沉迟。治以散寒温经，行气活血。方用温经散寒汤。

三、饮食原则

饮食宜清淡，多食补血益气，富含蛋白质、铁质、维生素B族、维生素C、叶酸等食物。忌生冷、油腻及辛辣香燥的食物。

四、推荐食材

◎鸽肉

鸽肉又名白凤、鹁鸽，其肉味鲜美，既为名贵的美食佳肴，又是高级滋补佳品。民间有"一鸽胜九鸡""肉鸽赛人参"的说法，尤其适用于老年人、儿童及体弱多病者食用。有益气补血、补肾调经、健脑补神、养颜美容等功能。

性　味：性平，味咸。

归　经：肝、肾经。

功　效：滋肾益气，祛风解毒，调经止痛。

◎鳖

见上篇大寒推荐食材。

◎大枣

见上篇立秋推荐食材。

◎猪蹄

见上篇春分推荐食材。

◎丝瓜

见下篇支气管哮喘推荐食材。

五、推荐药膳

◎鳖甲炖鸽肉

功　效：益肾精，补肝血。适宜闭经肝肾亏损证。

配　料：鳖甲50g，鸽子1只，食盐适量。

制　作：将鸽子去毛及内脏，洗净备用，将鳖甲打碎放入鸽腹内。共置砂锅中，加水适量炖煮。炖熟后去鳖甲，加食盐调味即可，食鸽肉饮汤。

用　法：隔天1次，每月连服5～6次。

◎龟鳖子鸡汤

功　效：补肾益精，养血补气。适宜闭经阴虚血燥证。

配　料：乌龟1只，鳖1只，童子鸡（未啼小公鸡）1只，龟膏、阿胶少量，调料适量。

制　作：将乌龟、鳖、童子鸡洗净，去肠杂，与龟膏、阿胶同放锅中加水，文火煨汤，加入调料即可。

用　法：适量食肉饮汤。

◎ 当归大枣粥

功　效：益气生血调经。适宜闭经气血虚弱证。

配　料：当归15g，粳米50g，大枣5枚，红糖适量。

制　作：将当归用温水浸泡，加水适量，煎煮去渣留药汁。再放入粳米、大枣，加水适量，煮至米开汤熟为度。再加入适量红糖即成。

用　法：早晚空腹温热服，10天为1个疗程。

◎ 留行猪蹄汤

功　效：活血通经而不伤正。适宜闭经血瘀气滞证。

配　料：王不留行12g，茜草12g，牛膝12g，猪蹄250g，调料适量。

制　作：将前三者洗净，与猪蹄（去毛、骨）同入砂锅内。加水及调料，用文火炖至猪蹄烂熟即可。

用　法：食猪蹄饮汤，每日分2次服，可连服5日。

◎ 苡根丝瓜汤

功　效：清热利湿，化瘀通经。适宜闭经痰湿阻滞证。

原　料：薏苡根30g，老丝瓜（鲜品）30g。

制　作：将薏苡根、老丝瓜水煎取汁，加红糖少许调味。

用　法：每日1剂，连服5日。

第三节　功能失调性子宫出血

一、一般表现

（一）概况

功能失调性子宫出血是因生殖内分泌轴功能紊乱引起的异常子宫出血，简称功血。分为无排卵性功血和排卵性月经失调两种类型，可发生于月经初潮至绝经期的任何阶段，为妇科常见病。

（二）发病原因

（1）无排卵性功血：常见于青春期和绝经过渡期女性。由于下丘脑-垂体-卵巢轴调节功能异常，卵巢排卵功能障碍，导致子宫内膜长期受单一雌激素影响而无孕激素拮抗，呈现不同程度的增生或萎缩反应而导致异常子宫出血，造成月经紊乱。

（2）排卵性功血：较无排卵性功血少见，多发生于育龄期妇女。卵巢能周期性排卵，但黄体功能异常，可分为黄体功能不足和子宫内膜不规则脱落两种类型。黄体功能不足者，因神经内分泌调节功能紊乱或不健全，卵泡发育缓慢，雌激素分泌量减少，对垂体下丘脑的正反馈调控不足，致使黄体提前萎缩；子宫内膜不规则脱落者，因性腺轴调节功能紊乱或黄体机制异常，导致黄体萎缩过程延长，造成子宫内膜不能如期完整脱落。

（三）临床表现

（1）无排卵性功血：主要表现为子宫不规则出血。特点为月经周期紊乱、经期长短不一、经量多少不定，有时停经数周、数月后出现大量阴道出血，常不能自止。

（2）排卵性功血：黄体功能不足者表现为月经周期缩短，患者不易受孕或容易发生妊娠早期流产；子宫内膜不规则脱落者表现为月经周期正常，但经期延长，常持续9~10天，经量较多。

二、中医辨证论治

中医学古籍中没有功血的病名记载，无排卵性功血可隶属中医学"崩漏"范畴，排卵性月经失调相当于中医学的"月经过多""月经先期""经间期出血"等，其主要病因为先天禀赋不足或外感六淫、内伤七情、饮食劳倦等，导致脏腑功能失常、气血失调、冲任不固，使胞宫藏泻失常而不能制约经血。

（1）**脾虚证**　月经出血不规则且量大，经期时间长，经血颜色淡且清稀，面白神疲，手足不温，舌淡苔白，脉弱或沉细。治以补气升阳，止血调经。方用固本止崩汤或固冲汤加减。

（2）**肾虚证**

①肾阳虚证　月经紊乱无周期，出血量多且迁延时间长，或停经数月又突然大量出血，经血淡红，畏寒肢冷，腰膝酸软，舌质淡，苔薄白，脉沉细。治以益气温肾，固冲止血。方用右归丸去肉桂。

②肾阴虚证　月经紊乱无周期，出血量少，迁延时间长，停经数月又突然出血

且量大，色鲜红，五心烦热，腰膝酸软，夜寐不安，舌红少苔，脉细数。治以滋肾益阴，固冲止血。方用左归丸去牛膝，合二至丸。

（3）血热证

①虚热证　月经周期不定，月经量少淋漓，血色鲜红，面颊潮红，烦热少寐，咽干口燥，大便干燥，舌质红，苔薄黄，脉细数。治以清热养阴，固冲止血。方用上下相资汤。

②实热证　经血非时暴下或出血淋漓又时而增多，血色深红，或有血块，烦热口渴，小便黄，大便干结，舌红苔黄，脉滑数。治以清热凉血，止血调经。方用清热固经汤。

（4）血瘀证　经血不定时来潮，量时多时少，时出时止，或淋漓不断，色黯有血块，小腹胀痛，舌暗紫、边有瘀点，脉细弦或涩。治以活血化瘀，止血调经。方用四草汤加三七粉、茜草炭、炒蒲黄。

三、饮食原则

饮食宜多食含铁量高及补气养血之食物，增加蛋白质摄入，适当增加维生素和矿物质的摄入量。出血期间不宜食生冷、难消化的食物。

四、推荐食材

◎黑糯米

黑糯米又称紫糯米、血糯米，因其具有丰富的营养价值和药用价值而被誉为"黑珍珠"。全国各地均有栽培，以南方为主。有补中益气、补血暖身、止汗、缩尿、延缓老化之效。

性　味： 性温，味甘。

归　经： 脾、胃、肺经。

功　效： 补中益气，补脾生血。

注意事项： 因黑糯米不易消化，不宜一次食用过多，宜加热食用。

◎羊肉

见上篇大雪推荐食材。

◎猪肉

见下篇慢性前列腺炎推荐食物。

◎莲藕

见上篇大暑推荐食材。

五、推荐药膳

◎黑糯米阿胶粥

功　效： 温中补脾胃，补血止血。适宜功能失调性子宫出血脾虚证。

配　料： 黑糯米100g，阿胶50g，墨鱼骨2个，冰糖适量。

制　作： 阿胶打碎入锅中，加水浸泡1天。将浸泡好的阿胶与黑糯米、墨鱼骨一同入锅中加水煮3小时至粥熟烂。取出墨鱼骨，依据个人口味加适量冰糖即可。

用　法： 一次不宜食用过多，温热食用。

◎炮姜当归烧羊肉

功　效： 温肾固冲，调经止血。适宜功能失调性子宫出血肾阳虚证。

配　料： 羊肉500g，当归12g，生地10g，炮姜10g，酱油、米酒、糖适量。

制　作： 将羊肉切块，放入砂锅内，加其后诸味，用文火煮熟透即可。

用　法： 可做中、晚餐菜肴，分次适量服用。

◎玉米须炖瘦肉

功　效： 清热凉血，补中益气。适宜功能失调性子宫出血血热证。

配　料： 玉米须30g，猪瘦肉120g，盐、味精适量。

制　作： 将玉米须洗净、猪瘦肉切片备用。将备好的食材装入瓦罐内加水至500mL。上蒸笼加盖，清炖30分钟至肉熟透。依个人口味，加入适量盐和味精调味即可。

用　法： 可做中、晚餐菜肴，分次适量服用。

◎藕节三七茶

功　效： 活血祛瘀，固冲止血。适用于功能失调性子宫出血血瘀证。

配　料： 藕节30g，三七（打碎）3g。

制　作： 加水适量煎煮，或用开水沏。

用　法： 代茶饮用。

第十一章　皮肤科常见病

第一节　湿疹

一、一般表现

（一）概况

湿疹是由多种内外因素引起的真皮浅层及表皮的炎症，是多发的变态反应性皮肤病，以红疹、丘疹、水疱、渗出、糜烂等多种皮肤损害为临床症状，并且常对称性分布，伴瘙痒。

（二）发病原因

病因尚不清楚，可能与以下因素有关：①内部因素：慢性感染病灶、内分泌及代谢改变、血液循环障碍、精神紧张、遗传因素；②外部因素：食物、吸入物、生活环境（如日光、炎热、干燥等）、动物毛皮过敏及理化物质刺激。其发病机制与各种外因、内因相互作用有关，某些患者可由迟发型变态反应介导。

（三）临床表现

根据病情和皮损特点，分为急性、亚急性和慢性。

（1）急性湿疹：起病较快，常对称发生，可发生于身体任何部位，也可泛发全身，初期呈现皮肤潮红，肿胀瘙痒，皮损边界不清；继而在潮红斑或其周围的皮肤上，出现丘疹、丘疱疹、水疱；最后可糜烂、流津、结痂而痊愈，愈后有复发倾向。自觉瘙痒，呈间歇性或阵发性发作，常在夜间加剧，而影响睡眠。

（2）亚急性湿疹：是由于急性湿疹症状减轻后或者处理不当迁延至亚急性阶段。临床表现一般为急性期的红斑、水疱减轻，渗出减少，皮损以小丘疹、鳞屑和结痂为主。仅有少数的丘疱疹或小水疱及糜烂，自觉仍有较严重的瘙痒，一般无全身症状。

（3）慢性湿疹：大多由急性、亚急性湿疹反复发作不愈转化而来，少数病例一开始就呈现慢性表现。临床表现一般为患者皮肤增厚、浸润、棕红色或带灰色，色素沉着，表面粗糙，覆盖少许糠皮样鳞屑，或因抓破而结痂。个别有不同程度的局部苔藓样变，边缘亦较清楚。外周也散在分布丘疹、丘疱疹。自觉症状有明显的阵发性瘙痒，以夜间或情绪紧张时更加显著。病程长，可迁延数月至数年，或经久不愈。

二、中医辨证论治

（1）**热重于湿证**　发病急骤，病程短，局部皮肤刚开始潮红发热、有轻度肿胀，逐渐粟疹成片或者水疱密集，呈现渗液，瘙痒难止，口渴心烦，大便秘结，小便短赤，舌红苔黄或白，脉弦滑。治以清热利湿，凉血解毒。方用清热除湿汤加减。

（2）**湿重于热证**　发病较缓，呈现为丘疹、丘疱疹或小水疱，皮肤有轻度潮红伴瘙痒，纳差身倦，大便不干或溏，小便清长，舌淡苔白腻，脉滑或弦或缓。治以健脾利湿，清热消肿。方用除湿止痒汤加减。

（3）**脾虚血燥证**　病程久，皮肤粗糙肥厚，部分呈现苔藓样变，瘙痒不定时，表面有明显抓痕、血痂，受损皮肤有色素沉着，舌暗淡，苔白腻，脉沉缓或沉滑。治以健脾燥湿，养血润肤。方用健脾润肤汤加减。

三、饮食原则

宜选用清热利湿的食物，以清淡为主，多吃富含维生素和矿物质的食物，以调节生理功能，减轻皮肤过敏反应。忌辣椒、毛笋、虾、蟹等发物。

四、推荐食材

◎绿豆

绿豆中含有多种维生素，以及钙、磷、铁等矿物质，营养丰富，清暑益气，止渴利尿，不仅能补充水分，而且还能及时补充无机盐，对维持水液电解质平衡有着重要意义。

性　味：性寒，味甘。

归　经：心、胃经。

功　效：清热解毒，降压明目，利尿消肿。

◎海带

海带中含有丰富的矿物质，热量低，蛋白质含量中等，还具有利尿消肿的作用。

性　味：性寒，味咸。

归　经：肝、心、胃、肺经。

功　效：软坚化痰，祛湿止痒，清热行水。

◎白萝卜

见上篇立春推荐食材。

五、推荐药膳

◎海带紫菜瓜片汤

功　效：清热解毒，消肿利水。适用于热重于湿证的湿疹。

配　料：冬瓜250g，海带100g，紫菜15g，黄酒5g，酱油10g，香油 1g，盐2g，鸡精1g。

制　作：将冬瓜洗净去皮、切成片，海带洗净切丝，备用。锅内加水煮沸后，放入冬瓜，熬煮至熟，加入海带丝，再沸煮2分钟，放入黄酒、酱油、香油、盐、味精调味，冲入盛紫菜的汤碗里，淋上香油即成。

用　法：每日2次，早晚各1次。

◎绿豆百合苡仁汤

功　效：健脾除湿。适用于湿重于热证的湿疹。

配　料：绿豆150g，百合100g，薏苡仁100g，冰糖适量。

制　作：将百合、绿豆、薏苡仁提前分别清洗，并浸泡2～3小时，将备好的三种食材放入电饭煲，加清水调至煮粥档即可，在出锅前10分钟按个人口味放入适量的冰糖。

用　法：每日1剂，1次或分次服完。

◎萝卜藕汁饮

功　效：清热凉血，生津散瘀，补脾开胃，化痰清热。适用于脾虚风燥型湿疹。

配　料：鲜莲藕100g，白萝卜100g，蜂蜜30g。

制　作：将鲜莲藕、白萝卜洗净切碎，放入榨汁机中榨汁，过滤后在汁中调入蜂蜜即可服用。

用　法：每日2次，或随时服用，随饮随榨。

第二节　痤疮

一、一般表现

（一）概况

痤疮是一种与性腺内分泌功能失调有关的毛囊皮脂腺慢性炎症性皮肤病。好发于青少年的面部及胸背部。随着环境、生活方式的改变，痤疮的发病不再仅常见于青春期，各年龄段发病均有增高趋势。

（二）发病原因

痤疮的发病原因及机制较为复杂，目前认为是一种多因素疾病，主要与雄激素、皮脂分泌增加、微生物、炎症损害及免疫、遗传、环境、心理精神、日常生活习惯等有关。

（三）临床表现

好发于面颊、额部，其次为胸背部等皮脂溢出部位。皮损起初为白色或黑色粉刺，病情加重时可形成红色丘疹、脓疱，继续发展可形成结节、囊肿，经久不愈可形成脓肿，破溃后常形成瘢痕，具有损容性。该病虽不危及生命，但可给患者造成较大的心理压力。痤疮按严重程度可分为4度：Ⅰ度为散发至多发粉刺，可伴有散在分布的炎性丘疹；Ⅱ度为炎性皮损数目增加，出现潜在的脓疱，但局限于面部；Ⅲ度出现较深的脓疱，分布于面、颈及胸背部；Ⅳ度表现为结节、囊肿，伴瘢痕形成。

二、中医辨证论治

（1）肺经血热证　面部皮肤油腻、潮红，有红色丘疹、黑头粉刺或少量脓疱等，伴有皮肤瘙痒。治以宣肺清热。方用枇杷清肺饮加减。

（2）脾胃湿热证　多发丘疹，见有脓疱、结节或囊肿，皮疹色红，常伴有纳呆、口臭、便秘。治以清热化湿通腑。方用三黄丸、茵陈蒿汤合龙胆泻肝汤加减。

（3）痰瘀凝结证　皮损以丘疹、脓疱、结节或囊肿为主，伴有心烦易怒、胸胁胀痛。治以活血化瘀消结。方用四物汤合桃仁二仁汤加减。

三、饮食原则

饮食以清淡素食为主。多食用有清凉祛热、生津润燥作用的食物，如苦瓜、芹菜、丝瓜、莴苣、莲藕、山楂、梨、西瓜等，保证足量饮水；少食高脂肪及高糖类食物、辛辣刺激性食物及海产品；适当补充维生素和微量元素。

四、推荐食材

◎雪梨

雪梨富含各种维生素、苹果酸、柠檬酸。梨者，利也，其性下行流利。可清热润肺，降火凉心。

性　味：性凉，味甘、微酸。

归　经：肺、胃经。

功　效：清心降火，润肺清热。

◎海带

见下篇湿疹推荐食材。

◎苋菜

见上篇小满推荐食材。

五、推荐药膳

◎雪梨菜汁

功　效：凉血清肺，生津降火。适宜肺热血热证。

配　料：雪梨150g，芹菜100g，西红柿1个，柠檬1/5个。

制　作：将雪梨和西红柿去皮，放在锅中蒸10分钟，取出后挤出汁，芹菜和柠檬榨汁，最后去渣取汁即可。

用　法：每日1剂，1次或分次服用，连服7～10天。

◎海带绿豆汤

功　效：清热解毒，消痰软坚，利水消肿。适宜脾胃湿热证。

配　料：绿豆、海带各15g，甜杏仁9g，玫瑰花6g，红糖适量。

制　作：将玫瑰花用纱布包好，甜杏仁用沸水浸泡去皮，海带温水泡好切丝，将以上各原料与绿豆放入锅中，加适量清水，大火煮开转小火煮20分钟至绿豆软烂即可，去玫瑰花，加入适量红糖调味即成。

用　法：每日2次，早晨和下午各1次。

◎凉拌苋齿

功　效：散血消肿，凉血除湿，清热解毒，利水祛湿。适宜痰瘀凝结证。

配　料：鲜苋菜100g，鲜马齿苋100g，调料适量。

制　作：将苋菜、马齿苋洗净、切段，用开水焯至八成熟；将葱白、芫荽切细放入小碗中备用，捞出后浸入冷开水中5~10分钟，控去水分，加入调料拌匀即可。

用　法：每日3次，随饭食用。

第三节　荨麻疹

一、一般表现

（一）概况

俗称"风疹块"，是由于皮肤、黏膜小血管反应性扩张及渗透性增加而产生的一种局限性一过性水肿反应。本病较常见，约15%~25%的人一生中至少发生过一次。

（二）发病原因

常见诱因有食物、药物或动植物过敏、感染、精神因素等。发病机制尚未完全清楚，可分为变态反应与非变态反应。变态反应多数为I型变态反应，非变态反应表现为某些食物、药物、各种动物毒素以及物理、机械性刺激可直接刺激肥大细胞释放组胺，导致荨麻疹。

（三）临床表现

皮损发生突然，表现为局限性苍白色或红色的大小不等的风团，边界清楚，形态不一，有剧烈瘙痒或灼热，一般持续半小时或数小时消退，不留痕迹。发作呈现此起彼伏状，一天可发作多次。有时黏膜也可受累，泛发全身。

二、中医辨证论治

（1）**风寒证**　风团色淡微红，以露出部位如头面、手足为重，遇风、冷后皮疹加重，得温则缓，冬重夏轻，舌体胖淡，苔白，脉浮紧或迟缓。治以祛风散寒，调和营卫。方用桂枝汤加减。

（2）**风热证**　发病急骤，风团色红、灼热，遇热则剧，得冷则减，伴有发热，咽喉肿痛，舌红苔薄黄，脉浮数。治以清热疏风，调和气血。方用消风散加减。

（3）胃肠湿热证　风团色红且大，伴瘙痒，出风团时有腹痛、大便干结或泄泻，甚至恶心呕吐，舌红苔黄腻。脉滑数。治以清热疏风，通腑行滞。方用防风通圣散加减。

（4）肝气郁结证　出风团及瘙痒与情志抑郁有关，伴随烦躁易怒，胸闷胁胀，纳差口苦，舌红苔薄黄，脉弦细数。治以疏肝解郁，清热祛风。方用逍遥散加减。

（5）血虚证　风疹反复发作，迁延日久不愈，且多于午后或夜间发作，或疲劳时加重，舌红少津或舌质淡，脉沉细。治以补气养血，祛风通络。方用八珍汤加减。

三、饮食原则

宜食清洁易消化食物。忌食辛辣鱼腥发物，如虾蟹、牡蛎、海蛤、甲鱼、带鱼、鳝鱼、猪头肉、公鸡、牛羊肉、蘑菇、竹笋、香蕈等；忌食油炸肥腻食物，如各种油炸、煎烤、熏腌肉制品、动物内脏、奶油蛋糕等。

四、推荐食材

◎黄菊花

黄菊花的花瓣中含有17种氨基酸，还富含维生素及微量元素，味苦具有清热败火之效；也可清净五脏，排毒养颜。

性　味： 性微寒，味辛、甘、苦。

归　经： 肝、肺经。

功　效： 清热疏风，解毒养颜，养肝明目。

◎扁豆

扁豆味甘平而不甜，气清香而不窜，性温和而色微黄，与脾性最合；取其色白，气味清和，用清肺气，肺清则气顺，下行通利大肠，化清降浊。

性　味： 性微温，味甘。

归　经： 脾、胃经。

功　效： 消暑化湿，健脾和中。

◎牛肉

见上篇立冬推荐食材。

◎猪肉

见下篇慢性前列腺炎推荐食材。

五、推荐药膳

◎ 南瓜炒牛肉

功　效： 补气益肝，固卫御风，适用于风寒证和血虚证。

配　料： 嫩牛肉150g，南瓜250g，葱1根，油50g，料酒、酱油、盐适量。

制　作： 牛肉切片，拌入适量料酒、酱油、盐腌制10分钟，南瓜去皮切厚片，放入锅内略炒后，加入料酒、酱油、盐和1/2杯清水，烧开后用小火焖10分钟，把牛肉铺在南瓜上，盖上锅盖焖，2分钟后翻面焖，撒入葱段，炒匀即可。

用　法： 每2日1次。

◎ 扁豆菊花粥

功　效： 疏风清热，适宜风热证。

配　料： 扁豆20g，菊花15g，粳米50g，冰糖适量。

制　作： 扁豆、菊花加入适量水煮15分钟，倒出药液，同法再煮10分钟，弃去药渣，将两次的药液合并；粳米淘洗干净和药液一起放入锅中，加入适量水大火煮沸，再转小火慢慢煮大概30分钟。再加入冰糖煮一二沸即可。

用　法： 每日2次，每次1碗。

◎ 使君猪肉丸

功　效： 祛风健脾，消食化积。适宜胃肠湿热证。

配　料： 使君子9g，猪瘦肉90g，山楂18g。

制　作： 将山楂洗净煎汤，使君子去壳留肉，猪肉洗净，加入使君子一起剁成肉泥，制成鹌鹑蛋大小肉丸，放入开水中煮熟，加入山楂汁，吃肉丸饮汤。

用　法： 每日1次，随午餐食用。

◎ 柴菊饮

功　效： 疏肝清热，凉血活血。适宜肝气郁结证。

配　料： 黄菊花15g，柴胡12g，赤芍12g，蜂蜜适量。

制　作： 将备好的黄菊花、柴胡、赤芍洗净放入锅中，加入适量的水煎汁，煮20分钟后去渣取汁，依据个人口味加入蜂蜜调味。

用　法： 每日1剂，7天为1个疗程。

第十二章 其他各科常见病

第一节 缺铁性贫血

一、一般表现

（一）概况

缺铁性贫血主要由于铁的需求和供给失衡，体内贮存铁渐渐消耗。铁是红细胞合成的必需元素之一，铁元素的缺乏会引起贫血，是铁缺乏的最终阶段，转变成小细胞低色素性贫血。

（二）发病原因

（1）需铁量增加而铁摄入不足：多见于幼儿、青少年、孕期妇女等需铁量增大的群体，若不能及时补充铁元素，就会引起缺铁性贫血。

（2）铁吸收障碍：铁的吸收与人体的消化功能密切相关，胃肠功能紊乱或相关物质分泌过少，例如腹泻、胃炎等，会出现铁吸收减少。

（3）铁丢失过多：一般铁丢失与出血有关，长期慢性失血的疾病，例如月经量多、咯血、消化道慢性失血等，都会造成铁丢失过多。

（三）临床表现

面色及周身皮肤萎黄，无光泽，体倦乏力，眩晕耳鸣，心悸少寐，小便清长，大便溏薄，舌淡苔薄，脉象濡细。多伴有精神情志异常；部分患者容易发生感染。生长发育阶段的儿童或青少年，多智力低下，注意力不集中，口舌不灵活，毛发干枯等。

二、中医辨证论治

（1）**脾胃虚弱证** 面色萎黄，口唇色淡，爪甲不荣，神疲乏力，恶心呕吐，脘腹胀满，纳呆食少，大便溏薄。舌质淡、苔薄腻，脉细弱。治以健脾益气，方用加味四君子汤。

（2）**心脾两虚证** 面色㿠白或姜黄，头昏眼花，心悸不宁，或肝脾肿大，倦怠乏力，头晕，失眠，少气懒言，食欲不振，毛发干脱，爪甲裂脆。舌淡胖，苔薄少，脉濡细。治以补益气血，健脾养心，方用七福饮合加味四君子汤。

（3）**脾肾阳虚证** 面色萎黄或苍白无华，形寒肢冷，唇甲淡白，周身浮肿，甚则可有腹水，心悸气短，耳鸣，眩晕，神疲肢软，大便溏薄或有五更泻，小便清长，男子阳痿，女子经闭。舌质淡或有齿痕，苔薄少，脉沉细。治以温阳散寒，健脾益肾，方用右归丸合理中丸。

（4）**肝肾阴虚证** 面色苍白或姜黄，潮热盗汗，头晕目眩，耳鸣、耳聋，肌肤甲错。舌暗红，苔薄少，脉细数，治以滋补肝肾，方用补肝汤合左归丸。

三、饮食原则

常见于生长阶段的婴儿或怀孕哺乳期的妇女，需要大量营养物质。首先改善饮食习惯，忌偏食，排除其他原因导致的食欲不良或消化不良。在此基础上，予富含铁元素的食品，例如肉、蛋、菠菜等，多食用富含维生素C的食物，儿童最好每天不要超过3杯牛奶。病情较严重者需要配合口服铁剂的治疗。

四、推荐食材

◎红小豆

红小豆富含蛋白质、糖类等营养成分，含有高量的铁质，对于缺铁性的贫血有很好的效果。含皂角苷，能刺激肠道，可以利尿达到除湿效果。

性　味：性温，味辛。

归　经：脾、肺经。

功　效：补气养血，散寒燥湿，醒脾消食。

◎猪肝

猪肝富含铁，调节和改善造血系统功能，补充维生素B_2，能提高机体排毒的功能，富含维生素A，保护视力，调节生长、生殖功能。

性　味：性温，味甘、苦。

归　经：肝经。

功　效：补肝，明目，养血。

注意事项：有高血压、冠心病、肥胖、血脂异常的患者忌用。

◎大枣

见上篇立秋推荐食材。

五、推荐药膳

◎红豆粥

功　效：益气补血，祛湿健脾。适宜脾胃虚弱和心脾两虚证。

配　料：红小豆400g，长粒香米200g，水适量。

制　作：将红小豆洗净放适量水，泡上5～6个小时备用，然后将大米洗净一起放入锅中，一次加入足量水，大火开锅转小火盖上盖继续煮，直到红小豆和大米开花，再煮10分钟至黏稠即可。

用　法：每日1剂，分次服完。

◎当归大枣排骨

功　效：补血活血，适宜脾肾阳虚证和心脾两虚证。

配　料：排骨1根，枸杞子适量，大枣12枚，当归4片。

制　作：将排骨洗净血水放入砂锅，加入枸杞子、大枣、当归，也可放点葱、姜片；大火烧开，再小火炖至排骨酥烂，加入盐、鸡精调味即可。

用　法：每周3次，随时食用即可。

◎芹菜炒猪肝

功　效：补肝养血，促进生长发育。适宜肝肾阴虚证。

配　料：猪肝200g，芹菜300g，酱油25g，糖、盐适量。

制　作：将猪肝去筋膜，洗净切成薄片，加适量盐搅匀，待用，芹菜洗净，切段，将油锅烧至六成油温，投入猪肝，待变色后，倒入漏勺沥油。锅中留油少许，投入芹菜旺火煸炒，待熟前加入酱油、白糖、精盐，再倒入猪肝，翻炒几下，立即出锅。

用　法：每3天1次。

第二节 过敏性紫癜

一、一般表现

（一）概况

过敏性紫癜指过敏源等物质刺激血管壁，引起细小动脉和毛细血管周围产生炎症反应，导致血管壁通透性增高引起皮下出现瘀点、瘀斑，伴腹痛、关节痛和肾损害，但血小板不减少。

（二）发病原因

多与感染、过敏性食物、蚊虫咬伤等相关，外来物质刺激机体免疫系统产生免疫复合物，进而导致小血管周围的炎症反应，血管通透性增高，引起皮下瘀点、瘀斑的出现。

（三）临床表现

好发于儿童及青少年，常发于四肢，以下肢和臀部多见。症状常见发热、头痛、关节痛、全身不适等。皮损常对称分布，成批出现，易复发，多为针头至黄豆大小瘀点、瘀斑或荨麻疹样皮疹，严重者可发生水疱、血疱，甚至溃疡。

二、中医辨证论治

（1）血热妄行证　皮肤瘀斑、瘀点，或伴有鼻衄、齿衄、便血、尿血，或有发热，口渴，便秘，舌红，苔黄，脉弦数。治以清热解毒，凉血止血，方用十灰散。

（2）阴虚火旺证　皮肤瘀斑、瘀点，时发时止，常伴鼻衄、齿衄或月经过多，颧红，心烦，口渴，手足心热，或有潮热，盗汗，舌质红，苔少，脉细数。治以滋阴降火，宁络止血，方用茜根散。

（3）气不摄血证　皮肤瘀斑、瘀点，反复出血，久病不愈，神疲乏力，头晕目眩，面色苍白或萎黄，食欲不振，舌质淡，脉细弱。治以补气摄血，方用归脾汤。

三、饮食原则

饮食原则以清淡、易消化为主，同时保证高质量饮食，例如新鲜蔬菜、水果、高蛋白肉蛋类等，忌食辛辣刺激、油腻食物，戒除烟酒。病情严重者或伴消化道症状者应控制饮食或禁食，以防刺激胃肠道，引起消化道出血。

四、推荐食材

◎冬瓜皮

冬瓜具有清热化痰，除烦减肥之效，冬瓜皮主水肿，小便不利，泄泻，疮肿。

性　味：性凉，味甘。

归　经：脾、小肠。

功　效：解毒消肿，清热利水。

◎大枣

见上篇立秋推荐食材。

◎兔肉

见下篇短暂性脑缺血发作推荐食材。

五、推荐药膳

◎冬瓜皮黄菊花饮

功　效：凉血养阴，疏风散邪，清热解毒，利水消肿。适宜血热妄行证。

配　料：冬瓜皮20g，黄菊花15g，赤芍12g，蜂蜜适量。

制　作：将冬瓜皮、黄菊花和赤芍放入锅中，加入适量的水煮30分钟，去渣取汁，加入蜂蜜调口味。

用　法：每日1剂，1次或分次服完都可以，7天为1个疗程。

◎花生皮炖大枣

功　效：强体益气，补血止血。适用于气血两虚所致的各种出血病症。

配　料：花生米皮20g，大枣50g，白糖适量。

制　作：将上2味加水适量，煮至枣肉烂即可，加白糖适量调味。吃枣喝汤。

用　法：每日1剂，1次或分次服用。

◎兔肉炖大枣

功　效：补中益气，阴虚失眠，滋补养虚。适宜气不摄血证。

配　料：兔肉500g，大枣100g，红糖适量。

制　作：将兔肉洗净切成小块，同红枣、红糖共放锅内隔水炖熟，至肉烂即可。

用　法：每日1剂，或分次食用。

第三节 复发性口腔溃疡

一、一般表现

（一）概况

复发性口腔溃疡又称复发性口疮、复发性阿弗他溃疡、复发性阿弗他口炎，是指一类原因不明，具有周期反复发作但又有自限性的局限性口腔黏膜溃疡性损伤。常发于口腔黏膜角化程度较差的部位，如唇、颊、舌缘等。患病率高达20%左右，居口腔黏膜病首位。

（二）发病病因

病因目前尚不明确，发病可能与多种因素有关。①免疫因素：本病可能与免疫功能低下、免疫缺陷有关。②遗传因素：有家族遗传倾向，有家族史者发病率要高于普通人发病率。③精神因素：情绪紧张、情绪波动、睡眠欠佳等情况下容易发病。④维生素等缺乏：体内缺乏维生素B_{12}、B_6、叶酸等，容易引起口腔溃疡。⑤消化系统因素：胃溃疡、十二指肠溃疡等消化性疾病与本病有一定关联。

（三）临床表现

口腔内出现孤立的、圆形或椭圆形的浅表性溃疡，可分为以下3型。

（1）轻型：最为常见，溃疡面积不大，数目为1~5个。溃疡中央凹陷，基底不硬，周边有充血红晕带，表面覆盖浅黄色假膜。灼痛感明显，经过10~12天左右可逐渐自愈，不留瘢痕。

（2）疱疹型：溃疡小而多，数目可达数十个，散在分布于口腔黏膜的任何部位。溃疡充血、疼痛较重，伴有头痛、低热等全身不适症状。病程持续7~14天，愈后一般不留瘢痕。

（3）重型：又称复发性坏死性黏膜腺周围炎。溃疡较大且深，但溃疡个数较少，可损伤至黏膜下层甚至肌层。溃疡周边红肿隆起，基底较硬，可持续1月余、数月，甚至更长时间，愈后留有瘢痕，常伴有头痛、发热、局部淋巴结肿痛等症状。

二、中医辨证论治

（1）心火上炎证　口舌生疮，口热口渴，急躁心烦，夜寐不安，溃疡数目多且面积小，多位于舌尖和舌前、侧边等，舌尖红，脉数。治疗以清心降火，凉血利尿。方用导赤散合泻心汤加减。

（2）脾胃积热证　面红热，唇红干燥，溃疡呈现多而密集且较浅，中心区表面有淡黄色假膜，舌质红、苔黄，脉数有力。治以凉血通腑，清热泻火。方用清胃散加减。

（3）脾虚湿困证　头晕头重，口淡乏味，食欲不振，便溏腹泻，溃疡数目少，面积大而深，久治难以愈合，舌淡胖有齿痕，脉弦数。治以益气健脾，芳香化湿。方用七味白术散加减。

（4）肝郁气滞证　小腹胀痛，月经量过多或者过少，心烦易怒，口舌生疮，多位于舌缘，溃疡数目少，舌尖红有瘀斑，苔薄黄，脉弦数。治以疏肝理气，调理冲任。方用丹栀逍遥散加减。

（5）阴虚火旺证　口干舌燥，唇红面热，五心烦热，便干尿黄，口舌生疮，位于舌尖、舌根和舌下，溃疡数目少，苔薄黄，脉沉细数。治以滋阴降火。方用知柏地黄汤加减。

（6）脾肾阳虚证　面色㿠白，面浮肢肿，形寒肢冷，溃疡少而分散，表面暗紫，小便多，舌淡苔白，脉沉无力。治以温补脾肾，化湿散寒。方用附桂八味汤加减。

三、饮食原则

饮食上宜清淡，多吃新鲜蔬菜水果，补充维生素，尤其要补充维生素B_2、B_6，多吃富含优质蛋白质和粗纤维的食物，防止便秘，保证营养均衡。

四、推荐食材

◎莲子

见下篇短暂性脑缺血发作推荐食材。

◎猪肉

见下篇慢性前列腺炎推荐食材。

◎银耳

见下篇慢性支气管炎推荐食材。

◎绿豆

见下篇湿疹推荐食材。

五、推荐药膳

◎莲子百合煨猪肉

功　效：清降虚火，滋阴养血，对于阴虚火旺证和心火上炎证者可食用。

配　料：莲子（去皮、心）50g，百合50g，瘦猪肉250g，盐、味精、葱、姜适量。

制　作：将莲子、百合洗净备用，将瘦猪肉切成小块，葱洗净切成小段，姜洗净切成片备用；锅内加入2碗水，将备好的莲子、百合、猪肉放入锅中，再将葱、姜、盐放入，小火炖1小时，出锅时放入少许盐、味精调味即可。

用　法：每周3次，隔两天1次。

◎蒲公英绿豆汤

功　效：凉血养阴，清热解毒，润肺化痰。适宜脾胃积热证。

配　料：蒲公英60g，绿豆50g，白糖适量。

制　作：绿豆淘洗干净，蒲公英洗净切碎备用，锅内加入水，放入蒲公英，大火烧沸，改小火煮15分钟，去渣，加入绿豆煮至熟烂，依据个人口味加入白糖即可。

用　法：每日1剂，1次或分次服完。7天为1个疗程。

◎银耳莲子羹

功　效：生精润肺，润肤养颜，滋阴养胃。适用于阴虚证患者。

配　料：银耳25g，莲子50g，枸杞子5g，大枣4枚，冰糖适量。

制　作：将银耳泡发撕成小块，莲子、枸杞子、大枣分别洗好备用，将锅内加入适量的清水，加入洗好的莲子、银耳、大枣和枸杞子，小火炖30分钟。根据个人口味加入适量的冰糖调味即成。

用　法：每日1剂，1次或分次饮用。

◎生地莲子饮

功　效：养心安神，滋阴降火，固精补脾。适宜阴虚火旺证。

配　料：生地9g，莲子心6g，甘草6g，冰糖适量。

制　作：将备好的生地、莲子心、甘草分别洗好备用，瓦锅内加入4碗清水，将洗好的食材放入锅中；小火熬煮30分钟，依口味加入冰糖适量即成。

用　法：每日2次，早晚各1次。

第四节　类风湿性关节炎

一、一般表现

（一）概况

类风湿性关节炎是一种自身免疫性疾病。患者的小关节及周围组织发炎，发炎呈对称性、多发性，手、足等小关节及脊柱关节最易受累。早期或急性期发病表现为关节的红、肿、热、痛，晚期可发生关节畸形及关节功能丧失。本病易复发，平素应注意饮食调理，加强体育锻炼，保持心情舒畅。

（二）发病原因

类风湿性关节炎的发病原因尚不十分清楚，可能与感染、遗传、自身免疫、心理创伤等因素有关。此外，本病发病与性别有关，女性发病率高于男性。

（三）临床表现

类风湿性关节炎起病缓慢，在关节症状出现前，多有低热，乏力、食欲减退等全身症状。关节典型症状为疼痛、肿胀和僵硬。关节僵硬在晨间起床的时候最为明显，活动后减轻，故称"晨僵"。95%的类风湿性关节炎患者会有"晨僵"现象。晚期患者可能会出现关节畸形和关节功能障碍。

二、中医辨证论治

类风湿性关节炎属于中医学"痹证"范畴。其病因比较复杂，目前认为发病原因与素体正虚，复感受风、寒、湿、热等邪气有关。初病以实证为主，迁延不愈会累及脏腑，出现虚实夹杂的情况。

（1）湿热痹阻证　晨僵，伸屈困难，关节红肿热痛，口干口苦，尿赤，食欲减退，舌质红，苔黄，脉弦数。治以清热祛风，利湿通络。方用宣痹汤加减。

（2）肝肾阴虚证　伸屈困难，关节僵硬畸形，头晕，耳鸣，心慌，肢体无力，身形瘦弱，舌红苔白，脉沉细。治以补益肝肾为主。方用类风湿关节炎方加减。

（3）寒湿痹阻证　关节畸形僵硬，关节肿胀，晨僵，伸屈困难，冬季加重，舌淡苔白，脉弦或紧或缓。治以散寒祛湿，活血通络。方用独活寄生汤加减。

（4）痰瘀痹阻证　关节肿胀，僵硬畸形，伸屈困难，间歇性疼痛，偶有发热，肢体癖斑，舌紫苔白，脉细涩。治以祛瘀通络，化痰搜风。方用通风方加减。

三、饮食原则

类风湿性关节炎患者的饮食宜少量多餐，食用清淡、营养全面、易消化的食物，忌暴饮暴食，少食用甜食、肥肉、辛辣、刺激的食物，戒除烟、酒等不良嗜好。

四、推荐食材

◎酒糟

酒糟又名酒酿、醪糟、甜酒等。米酒糟中含有所有的人体必需氨基酸，其中赖氨酸的含量比其他营养酒高出数倍，因而获得"液体蛋糕"的美誉。

性　味：性温，味甘、辛。

归　经：肺、肝、肾经。

功　效：活血消肿，内托疮毒。

◎鹌鹑肉

见上篇小雪推荐食材。

◎芋头

见上篇春分推荐食材。

五、推荐药膳

◎知母炖鹌鹑

功　效：清热除湿，宣痹通络。适宜类风湿性关节炎湿热痹阻证。

配　料：熟地黄20g，知母20g，鹌鹑1只。

制　作：鹌鹑切块，与洗净的药材一起放入炖盅，加适量水及调味品，隔水文火炖3小时即成。

用　法：佐餐食用。

◎五加皮酒

功　效：补肝肾，祛风湿，除痹痛。适宜类风湿性关节炎肝肾阴虚证。

配　料：五加皮60g，当归60g，牛膝60g，糯米1000g，甜酒曲适量。

制　作：将五加皮、当归和牛膝洗净，加水煎取浓汁，再用煎取得药汁和糯米、甜酒曲酿酒。

用　法：酌量饮服。

◎牛膝酒糟

功　效：疏风散寒，祛湿通络。适宜类风湿性关节炎寒湿痹阻证。

配　料：牛膝500g，糯米1000g，甜酒曲适量。

制　作：先将牛膝洗净，放入砂锅中，加适量水煮2～3次，取部分药汁浸糯米，另一部分药汁在糯米煮熟后，拌和甜酒曲，于温暖处发酵为酒糟。

用　法：佐餐食用。

◎芝麻芋头面

功　效：补气血，通经络。适宜类风湿性关节炎痰瘀痹阻证。

配　料：芋头300g，炒芝麻30g，葱2根，植物油适量，食盐少许。

制　作：芋头洗净，去皮后刨成芋头丝，加油拌匀，隔水蒸熟取出，再加葱段和少许食盐拌匀，撒上炒芝麻即可。

用　法：佐餐食用。

第五节　骨质疏松症

一、一般表现

（一）概况

骨质疏松症是由于多种原因引起的骨密度和骨质量下降的全身性骨病，以骨骼疼痛、容易发生骨折为特征。骨质疏松症早期无明显症状，多在不甚跌仆导致骨折后才被发现。它严重威胁着绝经后女性及中老年人的身体健康。骨质疏松症有原发性和继发性之分，其中原发性骨质疏松症根据发病机制的不同可以可分为Ⅰ型和Ⅱ型，即绝经后骨质疏松症和老年性骨质疏松症。绝经后骨质疏松症为高转换型骨质疏松症，一般发生在妇女绝经后5～10年内；老年性骨质疏松症为低转换型骨质疏松症，多见于70岁以上的老人。

（二）发病原因

骨质疏松症的发生与遗传因素、激素调控、营养因素、缺乏运动、酗酒、吸烟、过多摄入咖啡因等有关。其根本原因是人体内骨吸收和骨形成的关系出现失衡，骨吸收作用病态性增强，使骨量减少。

（三）临床表现

（1）疼痛：疼痛是骨质疏松症患者最常见的临床表现。疼痛以腰背酸痛为主，也可表现为周身骨骼酸痛。

（2）脊柱变形：骨质疏松症严重的患者可有身长缩短和驼背的表现，与椎体发生变形和压缩性骨折有关。

（3）骨折：骨质疏松症患者非常容易发生脆性骨折，是低能量或非暴力所致的骨折，多于跌仆或日常活动后发生，常见骨折部位为下胸段、上腰段、髋部和桡骨远端等处。

二、中医辨证论治

骨质疏松症归属于中医学"骨萎""骨枯""骨痹症"等病症范畴，病位在骨，与肾、肝、脾、肺关系密切。

（1）肝肾血虚证　腰膝酸软，头昏耳鸣，精神疲倦，眼眶青紫，睡眠质量差。舌红苔少，脉沉细。治以滋肾补肝，益气补血，强健筋骨。方用麦味地黄丸加减。

（2）脾肾阳虚证　肢体冷寒，夜尿频多，气怯神疲，纳食厌倦，舌淡，脉细。治以健脾温肾，助阳通脉，强身壮骨。方用右归丸加减。

（3）肺肾气虚证　少气懒言，身倦气短，头晕目眩，腰膝酸软。舌淡，苔白腻，脉细沉弱。治以滋阴固肾，益气补肺，强健筋骨。方用肾气丸加减。

（4）肾脉瘀阻证　四肢沉重，腰背酸胀，乏力心悸，手足麻木。舌苔黄腻，脉滑而数。治以活血化瘀，消痰软坚，利湿健骨。方用桃红四物汤加减。

三、饮食原则

骨质疏松症患者宜摄入充足的钙、蛋白质，多吃富含钙、蛋白质的食品，如排骨、蛋奶类、虾皮、海带、豆类及豆制品等。宜摄入充足的维生素D及维生素C，以促进钙的吸收和利用。宜多吃新鲜蔬菜和水果，不暴饮暴食，注意饮食卫生。

四、推荐食材

◎ 猪血

猪血又名血豆腐、血花。猪血营养丰富，蛋白质含量略高于猪瘦肉，脂肪含量则比较低，易被消化吸收，素有"液态肉"的声誉。味道鲜美，既可煲汤，又可炒食。

性　味：性平，味甘、咸。

归　经：心、肝经。

功　效：补血，通利大肠。

◎核桃仁

见上篇立春推荐食材。

◎猪骨

见下篇痛风推荐食材。

五、推荐药膳

◎猪血瘦肉豆腐汤

功　效：健脾补肾，益气养血。适宜骨质疏松症肝肾血虚证。

配　料：猪血150g，猪瘦肉100g，豆腐50g，胡萝卜50g，山药50g，姜末、食盐各少许。

制　作：将猪瘦肉清洗干净，然后切丝勾芡备用，猪血和豆腐切块备用，胡萝卜及山药切片备用，仙茅洗净，在锅中加入准备好的食材以及适量的清水煮开，然后放入准备好的姜末和食盐调味，水煮开之后即可。

用　法：佐餐食用。

◎茯苓羊肉包子

功　效：温补脾肾。适宜骨质疏松症脾肾阳虚证。

配　料：茯苓30g，面粉1000g，鲜羊肉500g，葱末、姜末、酵母粉各适量。

制　作：茯苓洗净，煎煮3次，每次加水约250mL，沸后煎1小时取药汁，合并3次煎取的药汁。用温热的茯苓药汁加酵母粉和面，和成面团后发酵。羊肉剁成肉末，与葱末、姜末一起拌成肉馅。待面发好后，做成包子，蒸熟即可。

用　法：佐餐食用。

◎黄豆核桃鸡

功　效：补肾益精。适宜骨质疏松症肺肾气虚证。

配　料：鸡肉250g，黄豆50g，核桃仁50g，黄芪30g，葱白、姜末、料酒、食盐、胡椒粉各适量。

制　作：将鸡肉清洗干净，然后切块备用，黄豆放入清水之中泡软，核桃仁与黄芪洗净，将准备好的食材一起放入锅中，加入葱白、姜末以及食盐和料酒，大火烧开之后小火慢炖两个小时，加入适量的胡椒粉调味即可。

用　　法：佐餐食用。

◎黑豆猪骨汤

功　　效：补肾活血，祛风利湿。适用于骨质疏松症肾脉瘀阻证。

配　　料：黑豆30g，猪骨300g，食盐少许。

制　　作：将黑豆洗净，泡软，猪骨洗净后与黑豆同置锅中，加适量清水，大火煮沸后，换小火熬至烂熟，加入少许食盐调味即可。

用　　法：佐餐食用。

第六节　慢性鼻炎

一、一般表现

（一）概况

慢性鼻炎为临床常见病、多发病，是指鼻腔黏膜和黏膜下层的慢性炎症性疾病。其临床特点为：鼻塞、鼻腔黏膜肿胀、分泌物增多。病程可持续数月或反复发作，迁延不愈，常无明确致病微生物感染。

（二）发病原因

（1）职业环境与空气污染：经常接触橡胶、氟、甲醛的工种以及大气污染可损伤鼻黏膜，造成慢性鼻炎。

（2）局部因素：急性鼻炎的反复发作、鼻腔及鼻窦慢性疾病影响、鼻腔用药不当等。

（3）全身因素：全身急慢性疾病，如贫血、糖尿病、风湿病、结核等，可引起鼻黏膜长期淤血或反射性充血、营养不良，导致慢性鼻炎。

（4）不良生活习惯：长期吸烟、酗酒、熬夜、睡眠障碍、过度疲劳等均与慢性鼻炎发病有关。

（三）临床表现

临床上将慢性鼻炎分为2种类型：①慢性单纯性鼻炎：鼻塞呈现间歇性和交替性，在活动时减轻，夜间或者寒冷时加重，平躺时加重，侧卧位时，下侧鼻腔较重。鼻涕增多，一般都呈现黏稠半透明分泌物，感染时有少量脓性分泌物。②慢性肥厚性鼻炎：鼻塞较重，呈现双侧持续性；鼻涕不多，但较为黏稠。

二、中医辨证论治

（1）**邪滞鼻窍证**　鼻塞时轻时重，呈现交替性，鼻涕稀或黏，鼻黏膜充血肿胀，对血管收缩剂敏感，舌淡红，苔薄白，脉缓或弱。治以补肺益气，祛邪通窍。方用苍耳子加减。

（2）**脾虚湿困证**　鼻塞流涕反复发作，鼻涕稀或稠，神疲乏力，面白纳呆，头晕头痛，嗅觉减退。舌淡红，苔白腻，脉缓弱。治以健脾渗湿，祛风通窍。方用参苓白术散加苍耳子、白芷、藿香。

（3）**肺经郁热证**　鼻塞呈现间歇性，鼻涕少而黏稠、黄，头晕头痛，胸闷气短，舌红、苔薄黄。脉弦数。治以清肺泄热，祛风通窍。方用宣肺通窍汤。

（4）**气滞血瘀证**　鼻塞呈现持续性，嗅觉减退，鼻音重浊，对血管收缩剂不敏感，舌暗红，脉弦细或涩。治以调和气血，行瘀化滞。方用当归芍药汤加减。

三、饮食原则

鼻为肺窍，本病多因外感风邪、肺有郁火，故应饮食清淡，多食宣肺清热之食物，如菊花、芦根等。多摄入富含维生素A及B族维生素的食物，如胡萝卜、番茄、鸡蛋、动物肝脏等。戒烟忌酒，忌辛辣肥腻、酸涩收敛之食物。

四、推荐食材

◎白酒

饮用少量低度白酒可以扩张小血管，促进血液循环。抵御寒气：用于阴寒内盛，腹部冷痛、寒湿泄泻、寒痰咳嗽等。用于配伍祛风湿药，活血止痛。

性　味：性温，味甘、苦、辛。

归　经：心、肝、肺、胃经。

功　效：通血脉，御寒气，行药势。

注意事项：湿热、痰湿蕴结、失血、阴虚、痔疮患者忌服；有精神疾患、高血压、动脉硬化、肝炎、肝硬化及肺结核患者忌饮酒。

◎辛夷花

辛夷花辛散温通，芳香走窜，上行头面，善通鼻窍。具有局部收敛刺激和麻醉的作用，可改善鼻炎患者的通气功能，刺激鼻腔可增加血流速度，改善微循环，减轻炎症。

性　味：性温，味辛。

归　经：肺、胃经。

功　效：散风寒，通鼻窍。

◎山药

见上篇立秋推荐食材。

五、推荐药膳

◎辛夷煮鸡蛋

功　效：宜肺行气，祛邪通窍。适宜邪滞鼻窍证。

配　料：辛夷花15g，鸡蛋2个。

制　作：先将辛夷花洗净用纱布包好放入锅中，加入两碗水，煮至一碗汁。再将鸡蛋煮熟去壳，用针刺数个小孔。将鸡蛋和煮好的汁一起放入锅中，小火同煮5分钟即可。

用　法：食蛋饮汤，随量服食。

◎山药芫荽粥

功　效：补益脾肺，散寒通窍，适用于肺脾气虚的慢性鼻炎患者。

配　料：山药60g，葱白10g，芫荽10g，粳米100g。

制　作：将山药洗净切片，粳米洗净，葱白、芫荽切细备用，将备好的山药和粳米一同放入锅中，加入水3碗，用小火熬煮30分钟；待粥将熟时，加入葱白、芫荽，搅拌均匀，煮沸即可。

用　法：每日1次，晨起服用。

◎橘红酒

功　效：散寒燥湿，利气消痰，通络祛瘀通窍。适宜气滞血瘀证。

配　料：橘红30g，白酒500g。

制　作：将橘红洗净，晾干，放进盛酒的瓶中，密封浸泡1个月即可。

用　法：每晚睡前服用1小盅（大约20mL）。

第七节 咽喉炎

一、一般表现

（一）概况

咽喉炎即咽炎和喉炎，是咽部或喉部黏膜、黏膜下组织及淋巴组织的炎症，常为上呼吸道感染的一部分，可以分为急性咽喉炎和慢性咽喉炎。

（二）发病原因

（1）急性咽喉炎：①病毒细菌感染：常有柯萨奇病毒、腺病毒，链球菌、葡萄球菌及肺炎链球菌多见。②物理及化学因素：刺激性气体、高温、粉尘等影响。③常见诱发因素：受凉、疲劳、烟酒、辛辣食物刺激，以及各种原因导致的呼吸道抵抗力或全身抵抗力下降均可诱发本病。

（2）慢性咽喉炎：①急性咽喉炎的治疗不及时、不彻底，反复发作。②上呼吸道慢性炎症的刺激。③刺激性气体或者食物、粉尘，烟酒的过度刺激。④慢性支气管炎、内分泌紊乱、贫血等全身疾病。⑤个人体质或者职业的原因影响。

（三）临床表现

（1）急性咽喉炎：急性咽炎者，咽部干燥、灼热、疼痛，吞咽时症状加剧，全身症状较轻。部分人由于体质原因出现食欲不振、头痛、发热等现象。急性喉炎者，多继发于上呼吸道感染，起病有发热、恶寒及全身不适，声音嘶哑，喉痛喉痒，但多不影响吞咽。

（2）慢性咽喉炎：慢性咽炎者，以局部症状为主，有咽部异物感、瘙痒、灼热、干燥、微痛，晨起时有频繁的刺激性干咳，伴恶心，一般无明显全身症状；慢性喉炎者，声音嘶哑，喉部黏痰感、微痛。

二、中医辨证论治

1-急性咽喉炎

多由于肺、脾、胃的脏腑功能失调引起，多数是由于风邪侵犯，邪毒循经上壅以致气血瘀滞，脉络受阻而致病。

（1）风热外侵证 咽喉部干燥灼热，吞咽不利，疼痛，红肿热痛逐渐加重，伴发热、头痛、乏力、咳黄痰，舌红，苔薄白或黄，脉浮数。治以疏风清热，利咽消肿。方用桑菊饮合银翘散加减。

（2）风寒外袭证　受凉后咽干微痛，吞咽不顺，伴恶寒发热，无汗，鼻塞流清涕，咳嗽，舌淡红，苔薄白，脉浮紧。治以辛温解表，疏风散寒。方用六味汤。

（3）肺胃热盛证　咽部疼痛剧烈，呈现放射性，吞咽困难，伴发热，口干多饮，痰黄稠，舌红，苔黄，脉洪数。治以泄热泻火，解毒消肿。方用清咽利膈汤。

2．慢性咽喉炎

多因急性喉痹治法不当，导致阴津亏损，虚火上炎，加之浊气刺激、嗜好烟酒、劳作过度、情志抑郁等因素，导致脏腑虚损、阴液耗伤。

（1）虚火上炎证　咽部干痛，灼热，微痒，晨起轻，午后及夜间加重，五心烦热，午后潮热，盗汗，舌红苔薄少津，脉细数。治以养阴清热，利咽活血。方用养阴清肺汤加减。

（2）气滞痰凝证　咽部异物感、阻塞感，但吞咽顺畅，口干痰白，胸闷嗳气，肋胁胀闷，口苦口干，舌淡红，苔薄白或白腻，脉弦滑。治以疏肝理气，化痰利咽。方用知柏地黄汤加减。

（3）虚阳上浮证　咽部异物感，虫爬感，微痛，痛时有黏痰上涌，形寒肢冷，腰膝酸软，夜尿频多。舌淡苔白，脉细滑或沉弱。治以温阳化气，引火归原。方用附桂八味汤加减。

（4）阴血亏虚证　异物感，肿胀感，咽部刺痛，日轻夜重，面色无华，心悸失眠，头晕眼花，两手发麻，唇甲紫黯，舌淡苔薄白，脉细涩。治以养血滋阴，活血行气利咽。方用桃红四物汤加减。

三、饮食原则

急性咽喉炎多属湿热证，慢性咽喉炎多属阴虚火旺证，因此，饮食宜偏于清凉之品。忌食或少食肥肉油腻、辛温燥热之品。戒烟忌酒，食物要避免过热、粗糙、坚硬及刺激性食物。多吃蔬菜水果、多饮水，以生津润喉。

四、推荐食材

◎橄榄

见下篇癫痫推荐食材。

◎蜂蜜

见下篇便秘推荐食材。

◎香蕉

见上篇小雪推荐食材。

五、推荐药膳

◎橄榄酸梅汤

功　效：清热解毒，生津止渴。适宜虚火上炎的咽喉炎。

配　料：鲜橄榄（连核）60g，酸梅10g，白糖或者冰糖适量。

制　作：将鲜橄榄和酸梅洗净，捣烂，备用，将备用的鲜橄榄和酸梅中加入3碗水，小火慢熬成1碗的量；去渣，饮用时可以根据个人口味加入适量的白糖调味即可。

用　法：每日1剂，1次或分次服用。

◎蜂蜜银花露

功　效：清热解毒，疏散风邪，利咽通便。适宜风寒外袭等引起的咽痛。

配　料：金银花30g，蜂蜜30g。

制　作：将金银花洗净备用，锅中放入3碗水，放入备好的金银花，煎成金银花水2碗，放凉后去渣；食用前加入蜂蜜，依据个人口味加入蜂蜜饮用即可。

用　法：每日1剂，分次服完。

◎百合煲香蕉

功　效：润肺止渴，清心安神，清热解毒。适宜肺胃热盛引起的咽喉肿痛。

配　料：香蕉2～3只，百合20g，冰糖适量。

制　作：将香蕉去皮，切成小段备用，将百合、香蕉、冰糖一同放入备好的锅中，加入适量的水小火煲，煲熟即可。

用　法：每日1次，随时食用。

第八节　小儿厌食症

一、一般表现

（一）概况

小儿厌食症是以较长时间厌恶进食、食量减少为特征的一种进食障碍，常导致营养不良，代谢和内分泌障碍。各年龄段小儿均可发病，但多见于2～6岁。

（二）发病原因

小儿厌食病因多样，任何导致胃肠功能紊乱的原因均可引起厌食，主要包括：①全身性疾病，如急慢性感染性疾病。②药物影响，如长期应用抗生素会使肠道菌群紊乱、微生态失调，造成厌食。③微量元素缺乏，如锌缺乏。④精神因素，如离开亲人及熟悉的环境。⑤其他因素，如气温过高、喂养不当、饮食结构不合理及错误教育等。

（三）临床表现

患儿较长时间厌恶进食、食欲减退、食量减少，可伴有消化道功能紊乱，如嗳气恶心，多食后脘腹胀，甚至呕吐、大便不调，面色失华，形体偏瘦等。长期不愈者，消瘦、羸弱，抵抗力下降，易患他病，可影响正常的生长发育。

二、中医辨证论治

（1）脾失健运证　厌恶进食，食不知味，伴有嗳气恶心，胸闷脘痞，大便不畅，若强迫进食或者多食时，脘腹胀满，舌苔白腻或微黄。治以健脾助运，理气消食。方用不换金正气散加减。

（2）脾胃气虚证　不思饮食，形体瘦弱，伴有面色少华，精神不振，食少便多，完谷不化，便质稀溏，舌胖质淡，苔薄白，部分人易出汗。治以补脾益气，补运兼施。方用异功散加味。

（3）胃阴不足证　食少饮多，伴面色萎黄，皮肤失润，大便干燥，小便黄短，舌红少津，苔少或花剥，部分人少寐烦躁，手足心热。治以滋阴养胃，清热生津。方用养胃增液汤加减。

三、饮食原则

合理搭配食物，注意一日三餐的色、香、味，纠正偏食、挑食等不良饮食习惯。饮食宜清淡，忌生冷、坚硬、肥腻、辛辣等食物。注意胃部保暖，摄入消食健脾之食物。

四、推荐食材

◎鸡内金

鸡内金中含有胃激素、角蛋白、氨基酸等成分，可增加胃液分泌，促进胃肠消化，使胃排空速率加快。

性　味：性平，味甘。

归　经：脾、胃、小肠、膀胱经。

功　效：消食健胃，固精止遗，化坚消石。

◎金橘

见下篇消化性溃疡推荐食材。

◎西红柿

见上篇夏至推荐食材。

五、推荐药膳

◎糖渍金橘

功　效：健胃消食，行气解郁。适宜脾失健运证小儿厌食症。

配　料：新鲜金橘2kg，白砂糖、冰糖各40g。

制　作：摘去金橘蒂头，用清水清洗干净，然后盐水浸泡10分钟，将金橘沥干水分，剔去金橘核，将剔核金橘放入容器内，撒上白砂糖拌匀，冷藏腌制2日；将腌制好的金橘取出，倒入锅中，加清水适量，冰糖40g，小火熬煮20分钟，期间适当翻动以免糊底，至金橘变软、水分蒸发、汤汁黏稠关火，冷却后即可食用。

用　法：每日3次，饭后2小时服用。

◎鸡内金粥

功　效：补中益气，消食健胃，增进食欲。适宜脾胃气虚证小儿厌食症。

配　料：鸡内金5g，粳米100g。

制　作：把鸡内金研磨碎备用，将粳米淘净，放入锅中煮30分钟至八成熟，将鸡内金放入锅中煮至熟烂服用即可。

用　法：每日1剂，分次服用，少次多餐。

◎西红柿汁

功　效：滋阴养胃，生津止渴，清热解毒。适宜胃阴不足证小儿厌食症。

配　料：新鲜西红柿3个。

制　作：将西红柿洗净，用开水泡过，剥皮去籽，用干净的纱布包裹挤汁。

用　法：每日3次，每次50～100mL，不放糖。

参考文献：

［1］ 丁秋香. 对中医饮食宜忌的探讨［J］. 中国中医药现代远程教育, 2013, 11(22): 150.

［2］ 毕小玲, 顾国聋. 浅谈饮食宜忌［J］. 中医药临床杂志, 1996, 8(5): 230.

［3］ 李华. 24节气养生药膳速查手册［M］. 北京: 化学工业出版社, 2013.

［4］ 刘伟. 上呼吸道感染的主要症状和治疗的合理用药［J］. 黑龙江医药, 2013, 26(4): 660–662.

［5］ 曹晓焕, 李玉华, 司英奎, 等. 支气管哮喘的研究进展［J］. 中国中医药现代远程教育, 2011, 9(24): 153–160.

［6］ 李书军, 尤蔚. 肺结核［M］. 北京: 中国医药科技出版社, 2015.

［7］ 陈敬良, 梁尚财. 中医辨证治疗急性胃炎122例［J］. 吉林中医药, 2007, 27(7): 31.

［8］ 丁彩霞, 顾勤. 慢性胆囊炎的中医治疗概述［J］. 辽宁中医药大学学报, 2008, 10(1): 61–62.

［9］ 陈国珍, 孟庆轩. 300种病症饮食防治法［M］. 北京: 人民军医出版社, 2007.

［10］ 葛均波, 徐永健. 内科学［M］. 第8版. 北京: 人民卫生出版社, 2013.

［11］ 周俭. 中医营养学［M］. 北京: 中国中医药出版社, 2012.

［12］ 贺菊乔, 何清湖. 中西医结合外科学［M］. 北京: 中国中医药出版社, 2001.

［13］ 陈静. 中医药膳学［M］. 北京: 中国中医药出版社, 2006.

［14］ 王瑞庭. 糖尿病辨证食疗的规律研究［D］. 济南: 山东中医药大学, 2010.

［15］ 王绪前. 中医治疗学［M］. 武汉: 湖北科学技术出版社, 2007.

［16］ 何昱君, 马佳维, 孙静. 痛风各期的中医辨证论治［J］. 中国中医急症, 2016, 25(11): 2072–2074.

［17］ 黄如训, 苏镇培. 脑卒中［M］. 北京: 人民卫生出版社, 2001.

［18］ 陈生第, 陈彪, 王刚. 帕金森病［M］. 北京: 中国医药科技出版社, 2009.

［19］ 赵国华, 周章玲, 王震宇. 帕金森病的中西医结合治疗［M］. 北京: 人民卫生出版社, 2010.

［20］ 贾建平, 陈生弟. 神经病学［M］. 第7版. 北京: 人民卫生出版社, 2013.

［21］ 尤黎明, 吴瑛. 内科护理学［M］. 第5版. 北京: 人民卫生出版社, 2015.

［22］ 周文泉, 沙凤桐, 高普, 等. 中国药膳辨证治疗学［M］. 北京: 人民卫生出版社, 2006.

［23］ 谢幸, 苟文丽. 妇产科学［M］. 第8版. 北京: 人民卫生出版社, 2015.

［24］ 郭娇. 中医营养治疗学［M］. 北京: 人民卫生出版社, 2009.

［25］ 黄泰康, 喻文球. 中医皮肤病性病学［M］. 北京: 中国医药科技出版社, 2000.

［26］ 彭明泉. 常见病药膳［M］. 北京: 北京科学技术出版社, 2004.

［27］ 郭娇. 中医营养治疗学［M］. 北京: 人民卫生出版社, 2009.

［28］ 吴勉华, 王新月. 中医内科学［M］. 第9版. 中国中医药出版社, 2012.

［29］ 申淑芳, 尤蔚. 小儿厌食［M］. 北京: 中国医药科技出版社, 2016.